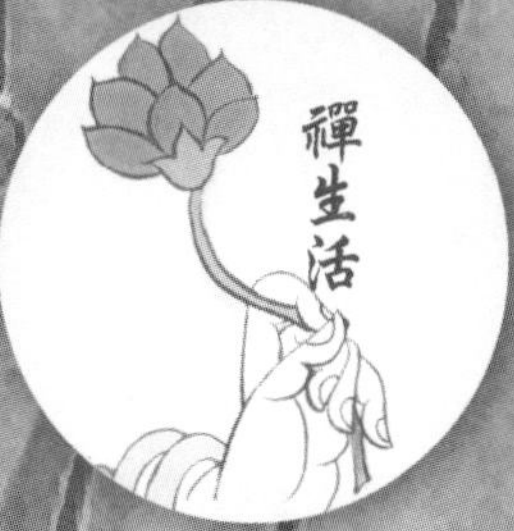

坐禪的原理與方法

坐禪之道

洪啓嵩 著

坐禪，
透過身心專注放鬆的力量，
開啓生命的潛能，
增強免疫力，
提昇身心健康，
達到長壽、長春的目標。
近年來，
坐禪迅速開啓身心潛能的成效，
更引起歐美各國深入的研究，
蔚爲風潮，
本書完整介紹坐禪的體系，
深入淺出，
解說坐禪的方法與修學境界，
是現代人的身心修鍊寶典！

坐禪的原理與方法——序

洪啓嵩

禪定法門是開發智慧的重要基礎，更是解脫實踐的依止方便，對我們人類的身心，有著無盡的利益。而在佛法的修證當中，更占有著極爲重要的地位。

佛陀在菩提樹下，開悟成佛。雖然他當時所成就的是無上菩提的正覺智慧，但是他在證得無上佛智的依止方便，則是禪定法門。因此禪法雖然是佛陀的修證過程，開發智慧的方便，而非究竟的佛智。但是如果沒有禪法的基礎，究竟的佛智還是難以圓成的。

事實上，我們可以說，佛法是依於禪觀而開出的。佛陀以內證的大覺，爲我們開示了宇宙的究竟實相，與趣入實相的法門。不只如此，佛教的各個宗派，也都是根源於禪觀的修證而開出的。因此，我們可以說：一切的佛法，根本上都是依禪而出教的。

佛教的禪定，起源於釋迦牟尼佛，在菩提樹下的無上大覺。佛陀在出家之後，原本師事於婆羅門教數論派的阿羅邏與鬱陀羅兩位仙人，修學禪定。但是佛陀最後放棄了，他認爲兩者的禪法，都無法達到究竟的解脫。所以，他只有自行在尼連禪河畔的菩提樹下，修行坐禪，而達到澈悟，開出了究竟無上的大道。

佛陀依於禪觀而開悟成佛，同時也要求弟子修學禪觀。因此，在原始佛教當中，禪定是佛教修行人每天的日課，也是依止解脫的重要基礎，這是我們可以清楚了知的。而佛陀也認爲，禪定是見道開悟解脫的直捷方法，生命解脫的智慧，依據禪法的實踐，當然可以迅速獲得。我們對於禪法的態度，也可以在其中，得到啓示。

佛教的禪法，並不只是定力的訓練，更重要的是，對宇宙人生，要有正確的認知。因此在正見的指導下修學的禪定，才是佛教禪法的重點。而在正見指導之下修學禪法，最後終於得到圓滿的智慧。而開悟解脫，則是佛教禪法的目標。

本書的著作，即是依止於上述的理路而寫作，希望能將正確無謬的禪法，能如理的寫出。但是，禪法的利益，其實是十分廣大與多元。對於有興趣深入人類身心增長的讀者而言，這本書也能提供合理而有效的知識與方法。因此，讓所有的人研讀本書之後，都能擁有正確的身心與修行見解，在實踐禪修當中，有安穩、正確而有效的方便，這也是筆者的希望。

個人以深受禪法的恩典，也期望能生生世世弘揚禪法。所以真切的希望這本著作，能使所有見聞的人，都得到利益。並讓我們共同走向無上究竟的禪道。

坐禪的原理與方法

目錄

第七章　禪定境界的檢證　202

第一章 禪定學的意義及其發展

禪，梵語爲「禪那」（dhyāna），簡稱爲禪，是寂靜審慮的意思，也是使心靈安住於定慧均等狀況的方法。從原始佛教以來，禪定教學❶一向即以四禪爲根本。而以四禪爲獲得五通、四無色定、九次第定❷、四果、辟支佛，乃至爲成佛的依止，也早已成爲聲聞佛教的通說，《阿含經》即特重四禪。在大乘之六波羅蜜中，以「禪波羅蜜」爲菩薩定學的通稱。而菩薩的禪定，也是以四禪爲根本，進而得到慈悲喜捨四無量心、四無色定，乃至引發五通無漏深智及菩薩的大禪。或者可以說，四禪是佛教禪定的共同基礎。

大乘佛法雖承襲了聲聞佛教的說法，但卻豐富了禪波羅蜜的內容。從大乘經典來看，大乘定學是特別側重於三昧的。三昧又名「正定」，其意為「等持」，乃是持心識平等住於一境不動的狀況。三昧的名稱也隨著觀想的內容而有不同，如：「空三昧」、「無相三昧」、「無願三昧」——三三昧等。雖然三昧是大乘定學的特色，但以三昧為名的大乘經典卻多以特定的一種三昧為主，通泛的總稱名為「禪波羅蜜」。

禪雖為定學所通用的名稱，但佛教的各種定法，都有其個別的名稱及特殊的意義，簡述如下：

一、禪（梵語dhyāna）：又作禪那、馱衍那、特阿那；或譯為靜慮、思惟修、棄惡及功德叢林等。《瑜伽師地論》第三十三卷云：

「**言靜慮者，於一所緣繫念寂靜，正審思慮，故名靜慮。**」❸

即是止諸妄想，使心念專注一境而入極端寂靜的狀況。這是以正審思慮來解釋禪——靜慮者。在這裡靜是寂靜，亦即是「止」或「定」；慮是審慮、思慮，亦即是「觀」或「慧」。以定生慧，名爲「靜慮」。定慧是可通於一切的，但四空定是「定勝慧劣」，欲界定則是「慧多定少」，唯有四禪是「止觀均行」、「定慧平等」，所以名爲靜慮。《大乘義章》第十三卷云：

「禪者，是其中國之言。此翻名為思惟修習，亦云功德叢林。思惟修者，從因立稱，於定境審意籌慮名曰思惟，思心漸進說為修習，從剋定名思惟修寂亦可。此言當體為名，禪定之心正取所緣名曰思惟，思心增進說為修習。功德叢林者，從果為名，智慧神通、四無量等是其功德，眾德積聚說為叢林。定能生之，因從果目，是故說為功德叢林。」❹

而《六度集經》卷七云：

「禪度無極者云何？端其心，壹其意，合會眾善，內著心中，意諸穢惡，以善消之。凡有四禪……自五通智至于世尊，皆四禪成，猶眾生所作，非地不立。……既有智慧，而復一心即近度世，此為菩薩禪度無極，一心如是。」❺

則此中所說的「禪度無極」(禪波羅蜜),只是四禪,這是從《阿含經》以來的傳統。

二、定:是安定不動的意思,即是將心凝注於一境而不散動的狀況。《中阿含經》第五十八「法樂比丘尼」云:「若善心得一者是謂定也。」❻定亦隨著用處的不同而含義各異。《大智度論》卷二十八云:

「復次,一切禪定亦名定,亦名三昧。四禪亦名禪,亦名定,亦名三昧。除四禪,諸餘定亦名定、亦名三昧,不名為禪。」❼

此中以禪爲四禪的專稱,其他一切禪定之個別名稱可稱爲「三昧」或「定」,不可名爲「禪」,但「禪」(或禪波羅蜜)仍可作爲禪定學的總稱。由以上的看法而言,定與三昧的用法是相同的。但在《十住毘婆沙論》第十一卷中又有如下的看法:

「禪者四禪,定者四無色定、四無量心,皆名為定。解脫者八解脫,三昧者除諸禪解脫,餘定盡名三昧。有人言:『三解脫門及有覺有觀定、無覺有觀定、無覺無觀定,名為三昧。』有人言:『定小三昧大,是故

一切諸佛菩薩所得定，皆名三昧。』」❽

由此可知，定，可用於四空定的專稱，亦可訓爲三昧或三摩地的同義語，或作爲禪定的總稱。

三、三昧（梵語samādhi）：音譯爲三摩地、三摩提；意譯爲定、三定等，或謂直定，是平等持心，使內心保持平衡不動的狀態。《大毘婆沙論》第百四十一卷云：「平等持心令專一境，有所成辦，故名等持。」❾《俱舍論》第四卷云：「三摩地謂心一境性」❿，皆是表達此心靈狀況。禪定相關的名詞，在佛法中，雖各有其特殊的含意，但是卻經常混用；三昧也是如此。《大智度論》卷二十三云：

「一切禪定攝心，皆名為三摩提，秦言正心行處。是心從無始世界來，常曲不端，得是正心行處，心則端直，譬如蛇行常曲，入竹筒中則直。」⓫

卷二十八又云：

「三昧有二種：聲聞法中三昧，摩訶衍法中三昧。聲聞法中三昧者，所謂三三昧；復次三三昧：空空三昧，無相無相三昧、無作無作三昧。復有三三昧：有覺有觀、無覺有觀、無覺無觀。復有五支三昧、五智三昧等，是名諸三昧。」⑫

禪定雖有大、小乘之別，但其基礎並沒有什麼不同，大乘定學顯然較側重於三昧。大乘經典傳譯到中國有不少以三昧爲名的經典。在「大乘佛法」的開展中，菩薩的定法，逐漸變成以三昧爲中心了。

四、三摩呬多

（梵語samāhita）：譯爲等引、勝定。是由定力引生身心安和平等的狀態。《瑜伽師地論》卷十一云：

「若略說三摩呬多地，當知由總標故、安立故、作意差別故、相差別故、略攝諸經宗要等故。云何總標？謂此地中略有四種：一者靜慮；二者解脫；三者等持；四者等至。……（中略）……云何安立？謂唯此等名等引地，非於欲界心一境性。由於定等，無悔歡喜安樂所引，欲界不爾。非欲界中於法全無審正觀察。」⑬

此中四靜慮（禪）、八解脫、三三昧（等持）、三摩鉢底（等至）等皆可名爲三摩呬多，但是三摩呬多專講初禪以上的定境，是不通於欲界定的。

五、三摩鉢底（梵語samāpatti）：又名三摩鉢提、三摩拔提，譯爲等至、正受或正定現前。意爲由離昏沈掉舉，依平等持心而達於定境。四禪、四無色定、滅盡定皆可稱爲三摩鉢底。《俱舍論》第二十八卷云：

「靜慮、無色根本等至，總有八種，於中前七各具有三，有頂等至唯有二種，此地味劣無無漏故。」⑭

四禪（靜慮）、四無色定總名爲八等至。而無漏（解脫）等至只起於前七等至，而有頂等至（非想非非想處定）以定心過於微細，以致不能發起無漏，達於解脫。

六、止觀：爲止與觀的併稱。止，梵語奢摩他（śamatha）；觀，梵語毘鉢舍那（vipaśyanā）。諸想止息名「止」，觀照對象名「觀」；即定慧二法的意思，與戒同稱「三無漏學」。《成實論》第十五卷「止觀品」云：

「問曰：『佛處處經中告諸比丘，若在阿練若處，若在樹下，若在空舍。應念二法，所謂止觀。若一切禪定等法皆悉應念，何故但說止觀？』答曰：『止名定，觀名慧，一切善法從修生者，此二皆攝，及在散心聞思等慧亦此中攝，以此二事能辦道法。所以者何？止能遮結，觀能斷滅；止如捉草，觀如鎌刈；止如掃地，觀如除糞；止如揩垢，觀如水洗；止如水浸，觀如火熱；……又世間衆生，皆墮二邊，若苦若樂。止能捨樂、觀能離苦。……又止能斷貪，觀除無明。如經中說：修止則修心，修心則貪受斷；修觀則修慧，修慧則無明斷。又離貪故，心得解脫。離無明故，慧得解脫。得二解脫更無餘事，故但說二。』」⓯

此以止觀作爲修行的總法要。天台宗智者大師最重止觀法門，所以將修持法門總括爲漸次止觀（釋禪波羅蜜）、不定止觀（六妙門）及圓頓止觀（摩訶止觀）三種。

七、現法樂住

（梵語dṛṣṭa-dharma-sukha-vihāra）：又名現法樂、現法安樂住、現法喜樂住，謂現前住於法樂之意。這是以果來立名的，但只限於四禪根本定之中，即：修學禪定得四禪之果而現前安住於法樂之中。

釋尊所傳定法，名稱不一，前面略舉七種作簡單的介紹，然根本上佛法的定學還是一貫的。「心」是禪定學的根本，《阿含經》的心本淨法，也使得佛法中常以「淨」來論釋禪定。大乘的菩薩禪，雖然愈傳愈多，愈說愈廣，但那也是依慈悲方便爲世間而作的種種施設與應對。在定相上，雖然有調整，但是在定體上還是依其舊有不變的原則。畢竟世間有種種現象的轉換，菩薩行者也須有種種心的對待，因此對安住於三昧中的菩薩而言，也就現起了種種三昧。不論是「三昧」、「三摩多」或「三摩鉢底」，這些菩薩定法，皆隱含了「等」的意義。以本來平等契入法性，依法性情淨、平等一味等等來說禪定，這正是欲使禪定學達於究竟，成爲與般若相應的菩薩禪。

註釋

❶ 禪定的教學，從原始佛教一直爲佛教徒所重視學習，但中國自宋、明以來卻逐漸偏

離了這個傳統，而日益式微，實在可惜。諸佛及菩薩等皆具無量三昧，豈有未依禪定而成就者？禪為佛教之母胎，佛教依之方能再展現其內在的生命。

❷佛教的禪定有四禪——初、二、三、四禪，及四無色定（四空定）——空無邊處、識無邊處、無所有處、非想非非想處等，合稱四禪八定；再加上能夠成就解脫的滅受想定，合稱九次第定。

❸《大正藏》冊三十，頁四六七，No.一五七九。

❹《大正藏》冊四十四，頁七一八，No.一八五一。

❺《大正藏》冊三，頁三十九，No.一五二。

❻《大正藏》冊一，頁七八八，No.二六。

❼《大正藏》冊二十五，頁二六八，No.一五〇九。

❽《大正藏》冊二十六，頁八十二，No.一五二一。

❾《大正藏》冊二十七，頁七二七，No.一五四五。

❿《大正藏》冊二十九，頁十九，No.一五五八。

⓫《大正藏》冊二十五，頁二三四，No.一五〇九。

⓬同註❼。（《大正藏》冊二十五，頁二六八，No.一五〇九）

⓭《大正藏》冊三十，頁三二八，No.三二八。

⓮《大正藏》冊二十九，頁一四六，No.一四六。

⓯《大正藏》冊三十二，頁三五八，No.一六四六。

第二章 禪定學的開展

一、禪的起源

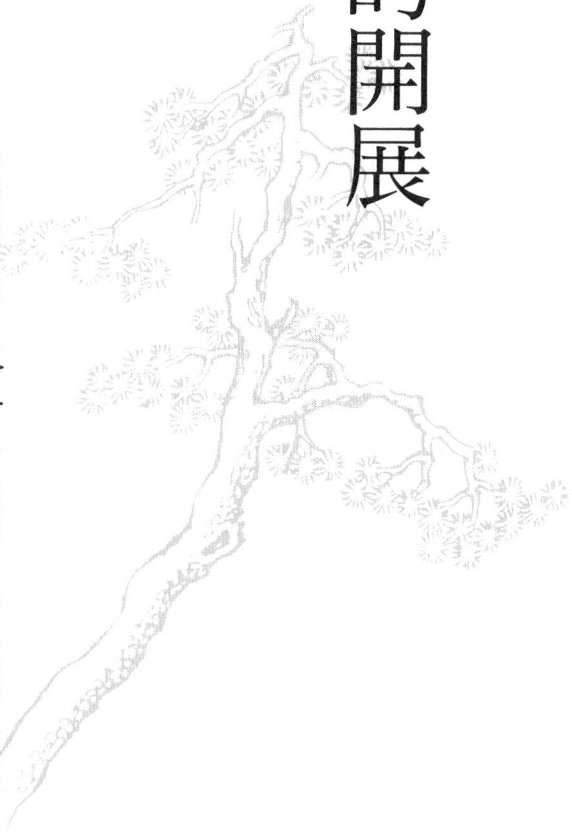

印度的雅利安（Ariya）民族，具有冥想、神秘的傾向，尤其對宗教特別敏感。雖然印度的宗教極為複雜，但冥想、沈思則是印度特有的習慣。禪定的母胎可溯至西元前二千至一千四百年，這個時期就是一般所稱的「吠陀」時代。「吠陀」（梵名veda）意為明智或明解，其經論又分四種，稱為四吠陀，為印度哲學與宗教的起源。

四種吠陀是：

一、梨俱吠陀（Ṛg-veda）——讚誦明論

二、夜柔吠陀（Yajur-veda）——祭祀明論

三、三摩吠陀（Sāma-veda）——歌詠明論

四、阿闥婆吠陀（Atharra-veda）——禳災明論

此後進入了「梵書」（Brānmana）時代。（所謂《梵書》是附屬於吠陀經典的神學典籍。）此時印度的民族宗教「婆羅門教」成立。他們樹立了「吠陀天啓」、「祭祀萬能」及「婆羅門至上」等主義。《吠陀經》是讚誦歌集，而《梵書》則述說祭禮的儀式。起初《梵書》是夜柔吠陀（祭祀明論）的附屬品。後來其他吠陀經典，也模倣夜柔吠陀而成立獨立的《梵書》，附在後面，此時稱爲「梵書」時代。

「梵書」時代的末期，在《梵書》的書尾通例附載有《森林書》（阿蘭若迦Āraṇyakah），《梵書》的儀式大多需要口訣傳授，因此偏

重秘密，爲了闡明《梵書》幽玄的思想，所以有了《森林書》的製作。據說，阿蘭若（āraṇya）是沒有喧囂煩擾的寂靜之處，婆羅門即入此森林幽靜之所靜讀、冥思，故稱爲《森林書》（阿蘭若迦）。這種口訣傳授十分神祕幽玄，須透過讀誦與冥想方可明瞭，這就是印度禪定的開端。此種思想也影響到後來的佛教；所以在佛教的發展中，出家的比丘也有所謂的「阿蘭若比丘」與「聚落比丘」兩大類；佛教規定阿蘭若處，要離開聚落五百弓，也就是人跡罕至之所，這可說明兩者之間的關係。

「梵書」時代之後進入「奧義書」（優波尼沙土Upaniṣad）時代。優波尼沙土的原義爲近侍或侍坐的意思。就是師徒秘密對坐，傳授不能令他人知曉的秘密教義。因此其意就成爲秘義、秘語及秘教之類的用語，集錄此類密義的聖典稱爲《吠檀多》。《吠檀多》原義爲吠陀的終結，後來發展爲吠陀的究竟或目的；但在古代，《吠檀多》不過是《奧義書》的異名而已。

《梵書》是婆羅門的一家之言，較著重於外在的祭祀形式，所以在後期更造成了思想的停滯。此時，刹帝利種姓的思想家對此不能忍受，便進而希望探求新的哲理，有心的婆羅門起而附和，遂使此種研究一日千里。

本來《奧義書》是附屬於《森林書》的卷尾，其內容已明顯的顯示出哲學思想的進步；但我們不能把《奧義書》視爲有組織的哲學著作，因爲其內容並不只是一個人的思想，而是衆多學人的創作，所以《奧義書》的數目極多，至少有二百種以上。她的學說有的全相矛盾、有的相互依用，所以要探索其思想體系極爲困難。然而在根本上，《奧義書》雖然以《梵書》的神學與祭祀爲內容，但卻以哲學與理智的精神爲宗旨。在思想上，排除梵的神學意味，確立「我」的心理特色，建立印度梵我不二的思想中心。在思想史上，《奧義書》的思想不但是印度哲學的精髓，後代的各種學派更依此而勃興。印度哲學的基礎觀念，大都成立於這個時代。

「奧義書」之末期自由討論的風氣十分盛行，思想家輩出，於是各種學派開始發展，約與佛教前後期同時發達起來。其中最重要的是承認「吠陀」權威的婆羅門正統六派：

一、彌曼沙（Mimāṁsa）學派　開祖為解米尼（Jaimini）
二、吠檀多（Vedānta）學派　開祖為婆陀延（Badarayāna）
三、正論（Nyāya）學派　開祖為足目（Gautama）
四、勝論（Vaišesika）學派　開祖為迦那陀（Kaṇāda）
五、數論（Sāmknya）學派　開祖為迦毘羅（Kapila）
六、瑜伽（Yoga）學派　開祖為婆騰闍梨（Patañjali）

以上六大學派興起之年代雖然不一，但其思想淵源皆本於吠陀。從吠陀以來哲學意味逐漸增厚，冥想的風氣逐漸流行，而且各有其理論；所以可以這麼說，從「奧義書」時代開始，禪法即逐漸被重視。禪即靜慮，後來便成爲專門的術語，到了中期更使用比「禪那」更具總括性的「瑜伽」了。

婆羅門的僧侶將其一生分爲四個階段：幼時依父母膝下生活，少長就師長研求經典，這段時期稱爲「梵行期」(Brah macārin)。年長之後回家娶妻，主理家事，此稱「家住期」(Gṛ hāstha)。壯年之後，年紀已老、一切義務已盡，乃進入山林修道，此稱爲「林棲期」(Vānaprastha)。修道之後，身如雲水，遍歷四方——度清淨乞食之比丘生活，稱爲「遁世期」(Sānnyā sin) 或「比丘期」(Bhikṣ a)。在「林棲期」，入山林修道雖不捨祭祀，但主要在修苦行，鍛鍊身心，思索奧義，內秘修靜入於禪定，凝然沈思冥想，以爲開悟成道之準備。故沈思冥想，修學禪定爲「林棲期」之要務，此即爲禪定之起源。

以下，即以佛教爲主，略述佛教禪定理論的發展。

二、印度禪

◉釋尊與佛教禪定

從學派的發展而言，佛教的大小宗派，事實上皆根源於禪觀的修證。而釋迦牟尼佛所開創的佛教，根本上亦爲依禪出教。佛陀在出家後即師事數論派碩學阿羅邏賀蘭（Arādakalams）與鬱陀羅羅摩子（Udraramaputra）修學禪定。前者以無所有處爲究竟，後者以非想非非想處爲究竟；但佛陀認爲此兩者皆不能解脫，後來終於在尼連禪河畔的菩提樹下，坐禪開悟，證得無上正覺，此爲佛教禪定之起源。佛陀依禪觀而成佛，他也要求弟子修學禪觀；在原始佛教中，禪定是極爲重要的法門。對於佛陀而言，只有禪定，才是見道解脫的直捷方法；四諦、十二因緣爲原始佛教的根本教理，它們的說法也可說是依據禪定的實踐而來的。

佛陀亦是使禪定修學方法與形式完成系統化的第一人。佛教創立之前的禪定，其坐法、觀法，以及調身、調息、調心的方法，都沒有確定，方法也不一貫，呈現出支離破碎的現象。而佛教的禪定則從預備修行開始到最後的圓滿大悟，皆有一套完整的修學體系。佛陀的禪定與其他教派有根本的不同點，他不以「苦行」爲手段，亦不以「神通」爲目的，而是以禪定來統一精神、產生慧觀，而獲得般若正智。所以禪定可說是證得般若智慧的重要進程而非結果。

瑜伽與禪

瑜伽（Yoga）是相應——契合的意思。瑜伽是從結合（yuj）一詞而來，也含有融合、冥想、歸入、相應或集注等意義。廣泛的說，凡是止觀相應，或身、心與理智相應的，都可說是瑜伽。所以，身心相應的修法稱爲瑜伽行；從修持以獲得特殊之宗教體驗者，名爲瑜伽師，所以瑜伽師，也就成爲修持者的通稱。瑜伽一語散見於《森林書》與《奧義書》，可知其來源頗爲古老。佛陀時代重於禪，「專精禪思」是古代佛弟子的日常行持。但到「大毘婆沙論」時代之前，瑜伽與瑜伽師已成爲佛教常用的名詞。這可能是由於西元前二世紀，瑜伽學派形成後，佛教受到其影響所致。

瑜伽學派的開祖婆騰闍梨（Patañjali），大約爲西元前二世紀的人。此派哲學以婆騰闍梨所著的《瑜伽經》爲依據。由此約略可知，是詳說修習禪定之準備、方法與功德。

《瑜伽經》由以下四品構成：

㈠三昧（禪定）品（Samādhi-pāda）：闡述三昧的本質、分類。

㈡方法品（Sāmdhana-pāda）：說明修習禪定的方法。

㈢神通品（Vibhiti-pāda）：闡明神通的原理與種類。

㈣獨存品（Karralya-pāda）：說明滅除繫縛的神我。

其根本思想，是息止人的思考作用，依此而獲得與最高的神——自在天（伊濕伐羅I'svara）合一。此派主要以止——定心及離欲爲修法。

其次，欲達三摩地（三昧）的境界，有八個步驟：

㈠淨戒制惡（yama）：瑜伽的第一步須遵守基本戒律，使身心淸淨，免除各種外境的侵害。此基本戒律爲：1.不傷害2.不妄3.不盜4.不淫5.不貪。

㈡預備加行（niyama）：1.淨身2.淨心3.苦行4.自修。

㈢體姿練習（āsana）：如倒立、彎腰、趺坐等方法，使能增進堅定持久的安樂狀況。

㈣呼吸鍛鍊（prānayam̄a）：鍛鍊呼吸使之由快而慢，由粗而細，而最後達於靜止及停滅的狀況。

㈤根識止息（pratyāhara）：眼耳鼻舌身的根識，不受外色所觸動。

㈥專注一境（dhārma）：將心專注於所緣的對象，不起雜念。此所緣可爲身體的一部分或任何外境皆可。

㈦禪定（dnyāna）：心識能持續不斷的觀注一境，不雜任何聯想與妄念之境界。

㈧三昧（samādhi）：能觀之心與所觀之境完全合一的狀況，即是三昧境界。

修習以上八個次第者，稱爲瑜伽行者（yogin）。此派的最高境界是與自在天合一的狀態。此自在天相當於數論派的神我，而此派更將此神我人格化。除了禪定的方法外，他們又有以唱「唵」（aum）而入於三昧的修持法。

從歷史上而言，此派興起於佛教成立數百年之後，所以此派受到佛教極大的影響。因此，從其修法上看來，許多方法即受佛教的薰陶。但在歷史的變遷中，佛教的禪定也多少受到此派的影響。婆騰闍梨，是阿育王逝世後的人，當時佛教進入部派時期，禪定學亦勃興起來；兩者相

㈣獨存品（Karralya-pāda）：說明滅除繫縛的神我。其根本思想，是息止人的思考作用，依此而獲得與最高的神——自在天（伊濕伐羅Ī'svara）合一。此派主要以止——定心及離欲爲修法。

互影響當為事實。因此，瑜伽一詞漸漸成為佛教常用的名詞。

但事實上，佛教的瑜伽，仍舊是佛教的獨特修持法。如約定境及修定方法而言，佛教禪定本來就與世間禪定部分相通；但是因為根本觀念（見地）著重點及修持深度的相異，自然完成不同的禪定系統。

定境的基本性質與經驗，一般而言是沒有太大的教派差異，但在得到定境之後的應用，卻是差別的重點所在。佛教不以定境為目的，而是依之現起慧觀達到般若正智以趨解脫，並非安於定境，或與某種超越的存在（如梵神、上帝之觀念等）結合；大乘佛法，更是依此禪定力而發起無邊的願行，將無比的願行與三昧力結合，流出了無邊的三昧，也顯現了無限莊嚴又廣大的境界，這是其他禪定法門所不能及的。

從原始禪、小乘禪到大乘禪

佛教的解脫道雖以戒定慧為根基，但其中禪定更具有重要的意義。戒定慧三學的關係，從表面觀察雖屬於不同的範疇，可依之作相異的發展，但從另一方面來看，也可作爲互爲階段的關係——戒是修定的準備；定是得慧的基礎。就此而言，禪定不只是安立於中繼的地位，並且可依之而得解脫的慧觀。所以修道的重心，可以說是在禪定了。

佛教以「心」爲中心，以「解脫」爲理想，而不以「神」爲中心，其發展的根本契機，主要即在於禪定的修持。因此，禪定的修持不只是通於大小乘，更可以說，傳統佛教上一切宗派的修持，都是以定爲基礎的。離開了禪定，佛教的修持便很難成立。佛法本是由心的清淨而得到解脫，從原始佛教、小乘佛教到大乘佛教的修道，都以禪定爲修道的根本，離開了禪定，解脫之道就失去了依持，佛教也喪失了生命力，所以佛教重視禪定，有其充分的理由。

以學派的發展而言，一切宗派，無非根源於禪觀的修證，而後依禪出教，形成大系統❶。佛教的思想，不管其表面如何合理，但根本上絕非爲了理論而理論，亦非爲知識而知識；佛教不能僅屬於哲學或思想的範疇，而是依據佛陀及歷代大師們的生命體驗所建構成的。

內修禪觀，外究法義，禪教互爲印證，是佛法發展的要點。但是如果禪觀不成爲實踐而只成爲理論與教相，失去了禪的本質，佛教也將失去開創的生機。佛教是體驗的宗教，其精髓始終存在於禪觀中，教理是從禪觀中所開發出來的，因此，不能忽略禪觀的重要性。但如果不究法義，不依教印證，卻可能迷失於歧途。因此，禪教一致，互爲證明，是佛法興盛的要訣。

在小乘佛教中，瑜伽是通於各派，而在不同的部派傳承中發展起來的。大乘禪觀，根本上即是依於聲聞禪觀，再加上殊勝的見解而成。以定法而言，所謂四禪、四無色定、滅盡定（九次第定）、八背捨、獅子奮迅三昧、超越三昧，這些都是聲聞佛教故有的定法。大乘佛教的禪定雖依此爲根本，但要成爲大乘菩薩的禪波羅蜜，尚須具備必要的內容。即：禪觀的修習與菩提心、大悲心、方便相結合，並與無所得的般若相應，這才是大乘菩薩的禪波羅蜜。

大乘禪的另一個特色是：以「淨」來表示禪法。這是約一切本淨、如實不二、體悟本淨心得平等的般若相應禪。大乘禪又重三昧。三昧意爲「等持」，是禪定的一般特性。三昧爲定，但依其觀慧而有不同的名稱。《阿含經》的三三昧——「空三昧」、「無相三昧」、「無願三昧」，就是依觀慧的不同而立名。在大乘佛法的開展中，「三昧」變成菩薩禪的重要名稱。雖然定境是通於聲聞的，但菩薩須具足方便，有無量的對應才會生起無邊的方便與觀慧，也因此而開出了無邊的三昧。

菩薩的三昧，內容深廣，並不是一法、一事、一時所能成就的，更不是短期內稍事學習即能成就的；而是需要漸學漸入，經過持久不斷與廣博地學習才能成就，而得菩薩三昧廣大無礙的大用。菩薩三昧亦無一定的形象，舉凡行、住、坐、臥一切威儀中皆能成就，無一法、無一事不能修持，無一法、無一事不能得此三昧。菩薩三昧如此無邊的方便功用，便不是其他禪定學派所可比擬的了。

三、中華禪

禪學之傳來

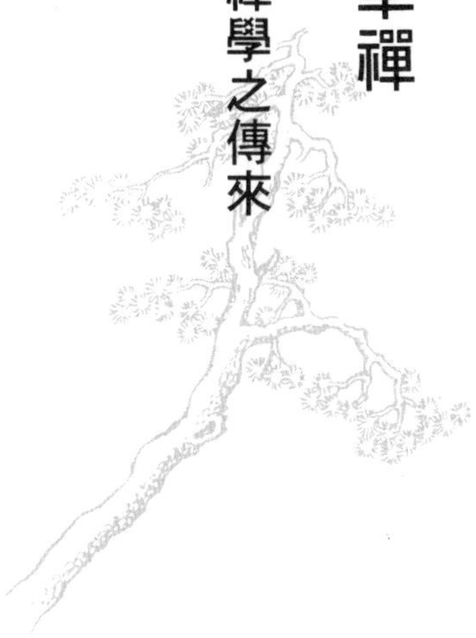

開中國禪觀先河者，是東漢桓帝時安息國的沙門安士高，他在建和二年（西元一四八年）到達洛陽。安士高所譯的屬於小乘的禪經，現存有五部，即《大安般守意經》、《禪行法想經》、《禪行三十七品經》、《陰持入經》、《道地經》等。中國禪經的譯出以《安般守意經》爲最早。

繼承安士高禪法者，是百年後的康僧會及釋道安。康僧會曾註解安士高譯的《安般守意經》，道安也著《安般守意解》一卷、《陰持入註》二卷。

支婁迦讖約與安士高同時，他譯有《般舟三昧經》、《伅眞陀羅所問如來三昧經》、《首楞嚴（三昧）經》（佚）、《光明三昧經》（佚）等，引入大乘禪學。由此可知，中國禪經的翻譯甚早，大、小乘禪法於後漢時皆已傳至中國，但因缺乏實地的修持者，禪教幾至斷絕。

從安士高以來，雖有不少禪經傳譯至中國，但禪法卻並未振興，直到東晉時代方才普及。此時由於鳩摩羅什與覺賢（佛陀跋多羅）盛譯禪經，而道安與慧遠師徒也提倡甚力。道安曾經對禪法下了很大的功夫去研究，並將禪法融於般若之中。

鳩摩羅什的禪法，乃綜合諸家而成。其特色爲：入手處多以小乘禪，終則進入諸法實相的般若相應禪。這依然是菩薩禪的特色。覺賢是禪學專家，他在長安大弘禪法，有許多人跟隨他學習。他們不滿羅什所傳的禪法，認爲羅什沒有師承、不講源流、未得宗旨，後來覺賢便離開長安到廬山慧遠處。大體說來，此一時代所傳的禪法已爲大、小乘融貫的禪，鳩摩羅什與覺賢皆是如此。

從印度禪到中華禪

羅什所傳的禪法漸與般若、三論、老莊淸談者合流；覺賢門下在相互的影響中，也漸與羅什所傳無甚差別，於是形成中國特有的禪風。梁武帝時保誌、傅翕的禪法，就明顯地有此特色。此時達摩東來，禪宗開始弘傳，漸漸形成具有特色的中華禪。

菩提達摩傳來，在中國發展而成的禪宗，不論在中國佛教、文化史，乃至在整個世界文化史上，都佔有光輝的一頁。然而達摩禪也並非一開始即完成的，是經由不斷的發展與適應，終至成爲中國特有的禪。

佛法需要自覺的體驗，此中的自覺，是離卻一切語言文字的。佛陀依禪得悟，只有親自去證得方能究其眞實；所以說，如人飲水，冷暖自知。但是落實於時空中的佛法，卻是要傳播、要弘揚的；傳播與弘揚便須透過語言文字；這些語言文字雖不能表達其眞實，卻不妨「依指得月」，將這些語言文字當作指示的標的，而通向開悟，如是建立了一切教說。

禪宗的發展是從達摩的「藉教悟宗」開始，以《楞伽經》印心，在不斷的發展中而到達六祖慧能的「無念法門」，依當前無住的一念而得自在解脫，爲禪的中國化開闢了一條通路。

達摩所傳的禪宗，在四祖道信時發展起來，經道信、弘忍、慧能的弘揚，禪宗成爲中國佛教的主流。由達摩而至慧能，雖有不同的方便與演化，但畢竟還是如來禪的系統。「即心即佛」、「無修無證」、「本來平等」等，仍是大乘禪的特色；但在發展中由於受到南方老莊與玄學的影響，逐漸演變成具有中國特色的中華禪。

註釋

❶ 印順：說一切有部爲主之論書與論師之研究，（台北，正聞出版社），頁六一四。

第三章 修學禪定的意義

一、禪定對人類身心的意義

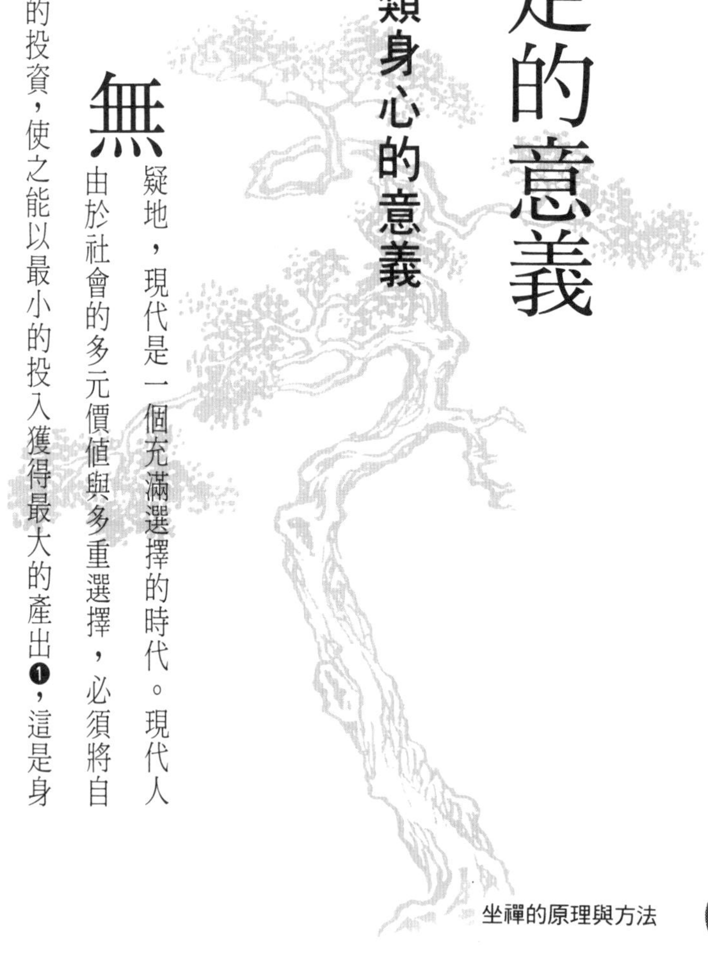

無疑地，現代是一個充滿選擇的時代。現代人由於社會的多元價值與多重選擇，必須將自己的生命作最好的投資，使之能以最小的投入獲得最大的產出[1]，這是身為現代人所應具備的基礎認識。

現代也是個充滿了身、心衝擊的時代。雖然科技文明帶給人類很大的便利，卻也帶給人類極大的壓力。醫學的進步雖使人類有能力防治許多疾病，但是由於生態環境與心理的壓力等諸問題，也不斷地產生新樣態的疾病侵擾我們，所以醫學的一再進步，並無法保證我們的身體能免於疾病的牽纏。

但是，我們的身心所與生俱來的自然能力，卻在科學的發達中，逐漸的減弱，失去了原有的抵抗力，這是十分可悲的。面對這種狀況，現代人應該提昇自我身心的力量，來防治這些可能的侵害。我們除了從正常的飲食和充分的營養中改善體質，並學習健身與養生之道外，改善人類身心是最有效的一種方法。

靜坐用於健身之道，是極爲單純、有效，而且極少有負作用的。靜坐能引發並增強我們生命原有的能力，來防治現代人身心可能引起的疾病，是一種較爲根本的健身之道。靜坐對於慢性的疾病特別有效果，如肝病、氣喘，以及腸胃疾病皆有改善的能力。當然，有急疾就需馬上送醫，因爲靜坐只是一種增強生命力的方法，而非醫療行爲。

在生態環境日遭破壞、各種污染日漸嚴重的現代社會，我們得病的機會增多了。尤其是許多不法的商人銷售變質的食品——如奶粉、餿水油、以及多氯聯苯等，已到了防不勝防的地步。禪定可以增進我們解毒的能力，即使不能完全防護，至少可以使我們活得安全一些。

現代人不只在身體方面遭遇許多問題，在心理方面也有許多毛病，包括腦神經耗弱、失眠和精神鬱悶等等心靈方面的問題，當前的人們可能專注於以營養與生理方面的改善來解決，卻不知道更根本的心靈強健之道——禪定，正可以補充這方面的不足。學習禪定，可以使我們獲得健康的身心。禪定實在是現代最需要學習的身心自我調適方法。

禪定在生活上的實效

一個人生活在世界上有不同的際遇，也有不同的人生目的，但不管其際遇與人生目的爲何，我們完成生命目的的根本力量，還是在於健全的身心。

禪定對人類的心智與生理的成長皆有極爲良好的影響。它不但能夠防止身體的老化，甚至能夠使其再生，恢復生命的活力。有一位年屆七十的老先生，他本身是學醫的，自從修習了一年靜坐之後，不但其胃病的夙疾消失，皮膚上的老人斑轉淡，生理的機能逐漸改善，而且感覺愈發年輕了。這只是一個普通的例子，在歷史上，老年人學習禪定，使身體機能變得年輕的例子，比比皆是。

學習禪定能夠增強我們的心智能力，使我們心靈更專注，記憶力增強，反應力與理解力也提高。俗話說：「江山易改，本性難移。」但禪定卻有力量能促使我們的個性逐漸改變。在禪定的修學當中，對我們觀念的擴展，有極大的助益；許多世界有名的學者與科學家，更藉著禪定的方法來貫穿與推展自己的理念。如一九七三年獲得諾貝爾物理獎的約瑟福森（Brian Josephson），現在每天都要花數小時靜坐。

很明顯地，靜坐可以幫助我們達成現實人生的許多目標。在學業上使我們更具學習的效率與效果；在人際關係上使我們的個性更調和，與他人相處得更好；在事業上使自己更有精力、毅力與智慧，且不會使你像許多企業家一般，獲得了事業，卻失去了健康。在交友與婚姻上，你將會有更細膩的心思、更好的協調能力、以及無邊的愛心，使彼此的關係更和諧、更幸福。

禪定是屬於人類共有的偉大遺產，也是每一個想獲得生命進化的人所必須修學的。爲了自己，也爲了家人、社會，我們不僅要學習禪定，更應將之推廣，使我們與這個世界更臻完美。

二、禪定與人類進化

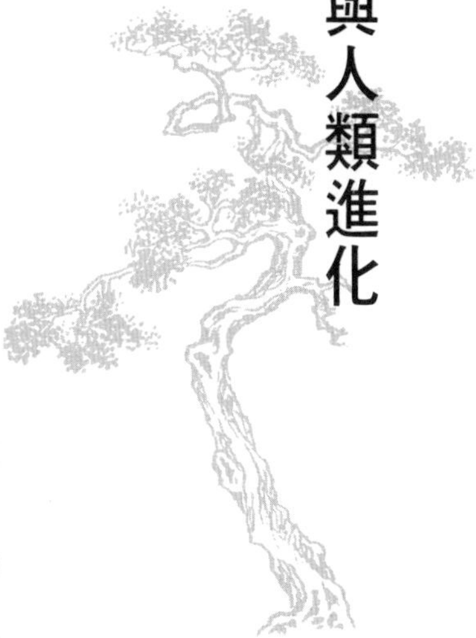

禪定基本上沒有地域與時代的差別，它貫穿著整個歷史，在每個時空當中，散發光明。印度、中國、日本的各宗派，雖然在教義上有其多樣性，但其根源都是由禪的實踐所推展出來的。我們可以從這些歷史現象看出，禪對於人類文化的實踐與創發具有極爲強大的力量，因爲禪定全然由實踐與體驗產生，它已經內化到生命的深層，所以用之作爲文化創造的根源，是特別有力而且易於傳播的。

自始以來，佛教即以廣大的愛心與慈悲、明確的人類道德，以及明晰的智慧作爲出發點，而其根本源流，是釋迦牟尼佛在菩提樹下坐禪而得到的大悟。大乘菩薩道的理想，便是根源於此，而徹底地加以闡揚和實踐。它不僅依據無限和無緣（不分別）的慈悲心和完全的人類道德，同時也配合修持所得的大力，在無邊的時空中作無限的救濟。這種救濟不只及於他人，同時也是自我的救濟，以創造莊嚴的新世界，也就是「圓滿衆生成佛」與「莊嚴諸佛淨土」的實踐。而此思想的實踐，必須建構於實際的生命體驗，如此才能掌握生命和宇宙的眞髓，圓成永恆的實踐力量。這個「生命體驗」，在根本上，需要禪定的修習。

人類在本能上有無限的需求，雖然這種需求常因現實而隱晦無光，但是我們從生活現象上去觀察，還是可以找到蛛絲馬跡。不管是佛教、基督教、或其他宗教，在現代社會中，其舊有的影響力雖然逐漸降低，可是信仰宗教的需求，卻沒有在人羣中消失。這是因爲舊有的宗教無法適應現實世界的快速變動，並非宗教失去了它內在的意義。

人性有好有壞，且在社會化的過程中而趨於複雜，但簡而言之，好的一面應該增長，而不好的一面則應加以超越或淨化。人性中有貪、有瞋、有癡，如果完全隨順著人性，那麼人類的將來必然是沒有希望的。雖然，這個世界設計了許多律法來防範人性的氾濫，但人類還是常常破壞了這些規範，產生了許多不道德與犯罪的事實，而且現在的人類甚至普遍存在著所謂「毀滅的恐懼」。

單純的科技與制度的改進，並不能帶給人類幸福，只有提昇、進化人類的身心，人類的生命才不會失去價值。一個修習禪定的人，他的身心將逐漸健康與清淨安寧，並時常生起慈愛友恕的心，對一切生命視同手足，逐漸遠離貪欲、瞋恚與癡迷，而將之轉換成慈悲、智慧與信賴。

人類要離開毀滅的恐懼，要達到眞正的幸福，若只依賴外在的建設，是無法達成的；同樣的，一種學說，如果僅止於思想的層次，無法內化到生命之中，畢竟是無力的。禪定的修持可改善人的內心世界，使他更敏銳、明晰，更有睿智與遠見，等到每個人都有深刻的禪定體驗時，愛「人」、愛「世界」將成爲一種常態。

因此，不管是在精神上，或者是在物質上，應把人間化爲淨土當成我們的理想，因爲這裡畢竟是我們生養教育的地方；提升人類的內心世界，並依此不斷地改善外在的世界，使之趨於圓滿、至善，這才是人類進化的正常途徑。禪定是轉化人類生命的關鍵，也是人類未來社會的新希望，每一個關心生命的個人與團體，都應該極力提倡、推廣。

三、禪定的宗教意義

◉—一切宗教皆可由禪定中獲致深刻的宗教經驗

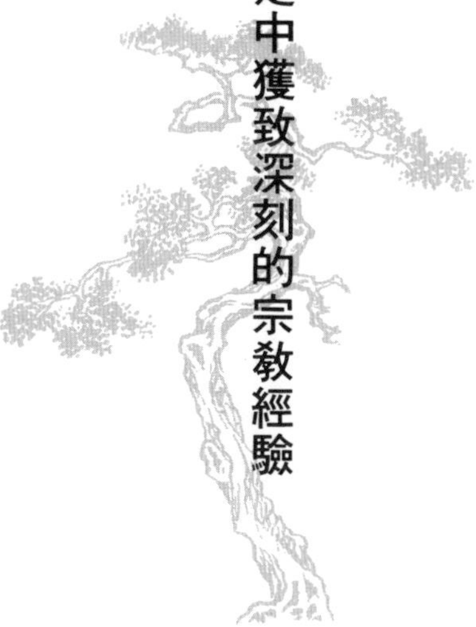

佛教、印度教及道教，雖然在教義上有極大的不同，但其宗教經驗的起點則多來自禪定；禪定之學是通於佛教與其他宗教的。若就禪定的思想內容及實踐方法而言，各宗教呈現著許多不同的樣態，即使是佛教本身每一個宗派，彼此也存在著許多相異之處。禪定學經由源遠流長的發展，與亞洲各種文明結合在一起，造成了各種不同的結果。

雖然，佛教、印度教、道教之外的其他宗教，並沒有明顯的以禪定作為修持方法。但是他們由安靜的祈禱與深刻的默思，亦能有高度的宗教經驗與境界，這是與禪定相近的。

禪定是一門客觀的學問，既沒有時代性，也沒有地域性，是屬於全人類所共有的。無論任何時代、任何地方或任何宗教，都可藉著禪定來拓展與提升自己的生命境界。禪定的基本性質及經驗，也不會因為時代、地域及宗教而有不同的差異。其不同點乃是來自根本的見地與思想，以及得到禪定之後，所要趨進的目的地與禪定力的運用而有所不同。

因此，每個宗教，都能依此而達到其各自的目的：學習婆羅門教瑜伽術的人，可依之而達到與梵結合的目的；基督徒亦能經由禪定而對神祈禱，以求「天主的神與我同在」❷的感覺。事實上，在日本教會中已有所謂「基督徒的禪」；而在中國的天主教徒也做了許多禪定靈修的研究與實驗，台南的聖功修女會並已實踐坐禪。❸

禪定雖然是共通的學問，但也可成為不共之學。每一個人只要有身有心就能學習禪定，結合了不同目的、思想的身心，就會開出不同的禪定花果。禪定之學是極爲深遠博大的。

禪定爲佛教徒共學

習禪爲佛教的根本行持，是佛教命脈存續的重要關鍵；佛教脫離了禪定的修證，也就失去了生命力，無論學理說得如何高妙，儀式何等莊嚴，終未能貫徹佛陀的本懷心要。

佛教論理的發達，是在「從禪出教」形成大系統之後；但佛教根本上是一種體驗的宗教，其論證須根基於眞實的生命體驗。所以內修禪觀，外究法義，禪教互爲證明，是佛法發展的正常途徑。如果離開了這個方向，徒然談玄論說，或以一己的經驗便想用來代表一切佛法，都是偏頗難行，不能可大可久的。

禪的本質，即始終是依存於自內證。如果沒有自內證的基礎，不論作略如何高妙，也只是外在的形式而已。所以，我們看到末世的禪宗，他們忘卻了自內證方爲禪的生命，反專注於公案、語錄、言談、機鋒，以爲如此方爲禪，這樣的禪宗，其實已失禪的正道，而走向衰頹了。

禪悟的自體是從來沒有差別的，自佛陀至今，我們所悟的內容並沒有不同，只在時空的遷變中更流出無量的方便而已。如果後世禪宗所悟與佛陀所悟有別，那怎能算是佛教呢？

方便與表象並不是根本，唯有「外究法義，內修禪觀，藉教悟宗，依禪出教」，禪教一致，互爲證明，這才是佛教的正常之道，也才能顯現佛陀的本懷。佛教的生命力與修證是植基於禪定的，而法義對修證的匡持妙用，及禪教互證，方爲究竟之道。

四、學習禪定應有的體認

禪定學的基礎認識

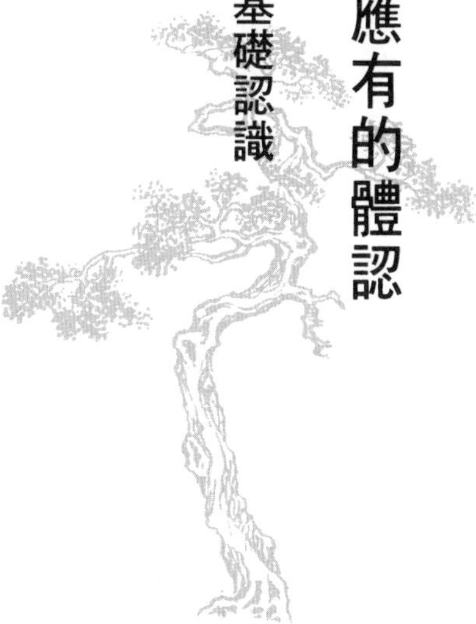

(一)禪定是一種提昇身心層次的方法

禪定是正常而健康的方法，並不奇異。用簡單的話來說：禪定是一種提昇我們身、心性命的方法。人們習禪的目的各不相同，有些是爲了健康的理由，有些人爲了心靈的淸淨，有的則是爲了宗教上的信仰。一般而言，這些希望都會在學習的過程中得到滿足，但是要記得禪定是一種「實踐之學」，懂得多少理論與方法，並不能使你進入禪定的堂奧；只有努力習禪，才能圓滿自己的願望。

在禪定學習過程中，理論與方法都是必須的。理論就像登山的地圖一般，指引你到達目的地，不致使你因爲路徑不熟而迷途。但是，如果你不去實踐，縱然了知一切禪定的理論與方法，對你的生命並沒有實際的助益。所以學禪要記住的就是要不間斷的實習，每日、每月、每年，日積月累的串習功夫，能使你不斷的進步，不斷昇華自己的身心性命而達到究竟之地。禪定也不是一蹴可及的，沒有人能保證你參加那一種訓練，學習多久，一定會得到什麼樣的境界。禪定要恆常日久的化入生活之中，改善整個人生，而不是突然之間，把你的生活全部打散重新開始，這是揠苗助長的方法。

一個優秀的禪修者，是個正常而快樂的人，他愈來愈爲大衆所喜愛，生活在自然的愉悅之中。他生命的改善是全面性的；如果是學生，他的學業會比以前優秀；是企業家，則能更輕鬆的發展他的事業；一個結婚的人，能維持更良好的婚姻關係；若是學者，便能更清晰的架構其思想。禪定能改善身心健康，並能全面的改善我們的生活，這眞是最符合現代人經濟效益的投資了。每天我們只要投資一些時間，就能使你凡事事半功倍，獲取人生最大的產出。

禪定是正常之道，很重視身心的協調與發展，其方法也是極爲科學的。隨著每一個學習者的起點行爲與其身心條件的不同，其學習過程與結果也不會全部類似。一個人的身心條件好，學習認眞，目的光明遠大，只要遇到適合的老師與方法，他的進境可能就很快；但如果不具足這些條件，就是相同的老師，其進步可能就慢了許多。

禪定是講緣起條件的，條件足夠就進步快；反之進步就比較慢，這是很正常的。所以沒有人能以時間來判定你學習的進度；但是，有一點是可以確定的，每一個人只要有正確的目的、方法與指導，便一定能有長足的進步。

禪定是很個人性的，每一個人適宜與自己比較，但不必與他人比較。看看自己：今日的身體有否比昔日更健康？心理有沒有比以前更愉快？今天有沒有比昨天更慈悲、更有智慧、或更有力量……如此，就可以知道我們有沒有從禪定中得到利益。另外，禪定的進階雖然明確可尋，但也因為個人的不同，而有差異。所以一個習禪的人，千萬不要以為每一個人的禪定現象都會完全相同，所以別人有任何現象，自己未必也要有，以免走入歧途。一般而言，任何禪定現象，只要不是影響身心太大，就不必過份的理會。如果能依著《金剛經》所說的：「見一切諸相非相」，那麼，禪定的進路，必是十分地坦蕩。

㈡禪定是每一個正常人類都可學習的

一個人只要有健全的身心，就可學習禪定，禪定是屬於人類共有的財產。學習禪定並不須特殊條件，只要有信心、有毅力，加上正確的學習與指導，每一個人都能從中得到利益。但是，也曾經有一些身體殘障或有病痛的人，想要學習禪定，這樣是不是可行呢？筆者認為，只要沒有嚴重的機能障礙，配合比較特殊的訓練方法，這些都是可以克服的，也能使我們從禪定中得到利益。

學習禪定時，如果學者本身的身心狀況，不是十分理想，應先告訴指導的老師，以便使老師能依據實際狀況，判斷能否繼續隨班學習，或休息，或是另開特別班，以免影響其他人，這是學習禪定應該注意的。禪定本爲提昇身心之道，須要以直心、道德與之相應，否則事倍功半。

㈢奇異現象是禪定的歧出

現代人對神異現象充滿了好奇，所以不斷有以神異爲號召的人和宗教產生，而他們也多能積聚一些羣衆。從歷史上來看，這是常有的事，但是這種現象，往往只是曇花一現，很快就消散了，並不能爲人生指出一條大道。從另一方面來看，神異現象的流行，正說明了現今人類精神的空虛。

舊有的宗教、道德，不能提供安身立命之所，而藏於心靈深處的宗教需求，也並沒有消散，因此，便發展成以新的形式去尋求依皈之處。如果是走向生命的內層，追尋生命的進化是可喜的；但如果表現爲神異現象的這種粗淺的宗教行爲，則著實可悲。這是社會的墮落，必須超越這種現象，社會才能進步。

在佛教而言，神通並非沒有，只是神通在佛教中並不佔有重要的地位，這是因爲神通並不能改變業力，它只是緣起法則的產物而已。現在所流行的靈異現象，根本上又與神通有極大的差異，它只是一種靈通感應或深層意識的作用。一般而言，神通須經由修持而得，但是現在大部分的神異現象大都沒有經由修持，是突然而得的。所以有力量的人，未必知其來由，糊裡糊塗的就得到了。因爲不是經由修持而來，所以也會突然消失。

禪定是一種提昇生命層次的方法，具有調整身心狀況的功能，所以在禪定的修習過程，修學者會發覺身心在逐漸變化中。每一個修學者的變化，會隨著他的身心條件與修法的不同，而有相異的地方。其實，我們的身心本就時時在改變中，卻由於變化緩慢，吾人又少去注意，多半不曾察覺。

然而，在修習禪定時，心較專注，對於變化也就較容易感受到了。常會發生的情況是，修學者常易於將這些變化與宗教產生聯想，以致有些原本極正常的現象，反被認爲是特異的、不正常的，並進而去加以注意或引導這些現象，引發了許多奇異的能力與狀況，這是學習禪定的歧途。

我們的身體是由地、水、火、風、空五種要素所構成，稱爲五大（一般的說法是去除其中的空大，稱爲四大）。這些要素皆具各自的特性與作用，而意識是這些要素的能力主體。我們平常即具有感覺的作用，也了知自我身心的存在情形，有些人感覺身體凝重，有些人感覺全身輕盈；同樣的一個人也可能這時候感覺到熱，那時候感覺到冷；身體好時感覺舒適，不好時感覺難過。由這些現象可以看出，我們平常對身體的五大已有感覺作用，對它的變化情形也有所了解。

所以，當我們開始學習禪定時，身心慢慢的起了種種變化，這是每一個人都會有的正常作用，然而有些人卻誤解這些現象，反而在這裡入了迷途。比如說，修習禪定的人，偶而身體會有震動（一般所謂「氣動」），這是很自然的現象，是由於身體中屬於風大的要素（呼吸、氣息等）產生增長的變化而已。

但有些學人由於對這種現象不了解，使用不熟悉的知識加以附會，或看了某些沒有眞正深刻禪定體驗的作品，或因平常強烈的宗教傾向而起了聯想，甚至由於指導者的錯誤導引。結果，本來會自然經過的現象，卻引發了種種奇異的變化：有的與內在意識結合產生了所謂的打拳，身動不止；或有所謂的「啓靈」，到了最後不能如正常人一般生活，弄神弄鬼，失去了幸福的人生。

禪定是一門提昇生命、創造幸福的學問，如果最後達到相反的結果，這是十分可悲的。

在學習禪定的過程中，雖會有一些現象產生，但那是極爲正常的，千萬不要受了錯誤的引導，而走入了歧途。對一切現象，只要不去管它，順其自然，就像是路旁的風景，看過就好，莫要流連忘返，而迷失了路途，最後到達不了目的地。

所以《金剛經》所說的：「見一切諸相非相」，是學習禪定的根本原則；而在學禪過程中，對境界的判斷與抉擇（此中不含有執著的成分）則要依靠經典、自己的理性與老師的幫助了。

不利於習禪的心理

㈠為了名利而習禪

平常人的心是不能自主的，因爲被外境所給予的感官刺激，與潛意識中各種衝動的勢能所控制，而禪定正是要達成我們對自己身、心的自主與自由。雖然，佛教並不會不贊成任何人在社會上有所成就，甚且就大乘佛教的立場言，更積極的希望每一個人參與社會、貢獻社會、建設社會。但是，如果一個人學習禪定，是爲了得到名聞利養，得到他人的承認，那麼，因他的發心、動機不正確，學習的效果也必然大打折扣。

一個爲了名聞利養而學習禪定的人，心中充滿貪念，不但不能與禪的清淨相結合，甚至背道而馳。如此學禪，必定不能得到任何助益，在學習的過程中，這些貪念也會時時干擾他的身心。

㈡諍競之心

禪定的境界雖有其客觀的認定標準，但在體驗上是極爲個人性的，就如同古人所說的：「如人飲水，冷暖自知。」因爲每一個人的身心條件、發心與所修法門的不同，其修持所產生的現象與進路也大不相同，因此，修學禪定可以互相砥礪，但無需相互比較。如果修學禪定的人，一聽到別人有某些現象與覺受，就也想擁有，這不但沒有意義，而且可能混亂了自己的修學次第，更嚴重的，可能誤入歧途。

另外，有些人以爲自己有了某些特殊的修持經驗，以爲這些是極高明的現象，就目空一切，這是極爲可笑的。因爲這些經驗本身，不一定是每一個人都必須經過的，而禪定修持之極致是以空、無相爲終極境界，這些現象，都只是一些過程而已。

修學禪定的人必須心胸坦蕩、光明自在，如此才能與禪相應，得到習禪的受用。如果起了諍競之心，心中便不能安定，念念只想超越別人，心意識就會製造許多現象來欺騙自己，不但不能得到禪定的利益，反受其害，這是要特別注意的。平直之心能與禪定相應，諍競不平之心與禪定背離，「因地不眞，果招迂曲」，這是需要謹愼的！

㈢希求境界

人的心靈能力無限廣大而且可以變化無邊，所以善用者能解脫生死，得到眞正的快樂、安穩；不善用者輪迴生死，與光明遠離。人生的幸福與否，關係於自己能否善用精神的力量，而學習禪定是應用心靈力量的最佳法門。

學習禪定有目的也有過程，禪定的進境會使吾人的身心產生變化，會有種種的境界。然而，有許多習禪者，卻只是爲了此等境界而來。追求解脫等宗教目的或身心健康等世間目的，本來就是學習禪定的原因，但是如果將禪定過程所產生的現象當成最後的目標，那就本末倒置了。境界是由於在禪定的過程中，身心的轉換所造成的。有境界是表示修學禪定有了成效，但如果在此時執著境界，或希求其他境界，反而會造成障礙。

眞正的禪定境界現前，是修學禪定的目標，但是只有在心境平等時，才能獲得眞正的定境。如果有了希求之心，心境便不能平等，小則不能得到定境，大則以心造境，由自己的意識幻化出自己所想得到的境界，自己又不能分辨眞僞，以爲已經得道，最後害人害己，這才是最可怕的。所以修學禪定的人，不要有希求冀望境界的心，以免誤人誤己。

㈣眩奇惑異

修學禪定時因心靈的寧靜與集中，身心往往會產生很大的威力，這些本是禪定的副產品，沒有禪定經驗的人，不免感覺驚奇，但對於一個努力修持的人而言，這是很平常的境界。往往有許多習禪的人，由於不了解其中的道理，或基於其他理由，在有了一些徵兆經驗之後，就以爲得道，眩奇惑異，現起了一些常人所沒有的能力，而且也引來許多人的禮敬，漸漸的也就成了一派的宗師了。這些人或是治病、或是驅神弄鬼、或謂能識過去未來三世因果等種種不一，可說是禪定的歧途。

習禪之人切不可由於身心的變化而眩奇惑異，藉以博取他人的尊敬。如果這樣，將與禪定理想背道而馳，不能達到學習禪定所要的目標。

與禪定相應的心理

(一)為利益衆生及創造光明的世間而習禪

習禪者的發心與其修學禪定的成果有極大的關係。如果以大地比喻發心（佛教常用「心地」這兩個字來代表），那麼，發心大的人，他的心地廣大，就如同整個大地；發心小的人，心地狹小，就如同花盆中的泥土。同樣的一棵樹木的種子在大地中，只要因緣條件適宜，就能欣欣向榮，長得極爲高大，供後人乘涼，在小盆子中的樹，不管你用功多大用時多久，百般雕琢，還是不能長得極大。禪定就是一個種子，發心大的人，只要條件適宜，就有很大的進展；發心小的人，進步到一定程度之後，進展就較慢了。所以發心的適當與自身的禪定有極大的關聯。

如果一個人學習禪定，不只是爲了個人，而是爲了整個廣大的生命界，那麼，他在心靈上比較不會計較個人得失，這種心態對禪定較有助益。在禪定中，心靈的變化會隨著禪定的深入而愈來愈微妙、敏銳，因此受到觀念的影響也會愈來愈深。正確的心理，能使習禪者心胸坦蕩，與禪定相應。

利益廣大的衆生及造福世界的心理，佛教稱之爲菩提心，而發菩提心的人，就是菩薩，他所學及所修習的禪定，就是菩薩禪。發起菩提心的人，有四個共通的願望，一般稱爲四弘誓願，其內容爲：一、未度者令度，就是「衆生無邊誓願度」。二、未解者令解，就是「煩惱無盡誓願斷」。三、未學者令學，就是「法門無量誓願學」。四、未得涅槃者令得涅槃，就是「佛道無上誓願成」。

簡單地說，就是希望能夠學習無量的方便，用來利益一切的生命，不僅使所有的生命能夠達到究竟安穩，也使自、他一切生命圓滿成佛，而外在的世界也能夠光明清淨，成爲淨土。一個人如果能夠爲了利益衆生及創造光明的世界而習禪，那麼他的心靈將有無邊的清涼、安靜，前途充滿光明，一切善緣聚會也將幫助他學習。

以上所說的這些心理與動機，不僅與禪相應，而且是幫助我們深入禪定法門的心理要件。

㈡諸境空寂——依無所得的心而習禪

《般若經》上說：「一切智智相應作意，大悲爲上首，無所得爲方便。」這句話如果應用在禪定的修習上，作爲禪定心法的總綱，是極爲恰當的。習禪的人以智作意，以悲爲導，悲智雙運，而在學習過程中能觀諸法甚深空寂，實無所得，這樣的修習方能眞得究竟。

上述所謂的「無所得」包括幾個方面：

一、菩薩行人雖然知道諸法空寂，一切都是緣起條件所成就的，並沒有眞實的實體與自他，但是爲了利益衆生的緣故，所以依著善巧方便，發心廣度一切衆生，這是「應無所住，而生其心」。

二、菩薩行人，雖然助成衆生成就，因爲知道諸法空寂的緣故，心無所得，這就是《金剛經》所說的：「如是滅度一切衆生，而實無一衆生得滅度者」。

三、在習禪的過程中，有種種身心的變化與境界的出現。此時，行人觀照諸法實相，但見一切空寂，都無所得。即《金剛經》所說的「見一切諸相非相」，如此，即超越種種境界，而達圓滿無相的境地。

禪定過程中的現象，十分吸引人，但如果習禪的人耽溺於其中的境界，便很容易進入險惡的陷阱中，因此習禪愈深的人，愈要戒愼小心。

總之，在面對一切境界的時候，假使能夠清楚地觀照了別，並且保持心中不動，就不會受到影響。一切皆無所得，便不會落入任何境界之中，而自然地繼續向前，達到勝妙究竟之地；反之，若爲境界所惑，一味執著，那就與道日遠，迷途難返了。

㈢依一切平等、法界相應的心習禪

習禪之人不重久修，不輕初學，如果起了高下諍競之心，即與禪定的心要相違。習禪之人對於一切要平等齊觀——法界本來平等，心性本自清淨。如果習禪之人能依與般若相應的菩薩禪入手，那麼，其修學是可以省卻許多波折的。如果能依於法性本淨而修習，漸次於法界一相，深了諸法平等一味，依平等因修平等果，而終致因果一如法住法位的究竟圓滿之地，這才是「如來清淨禪」的殊勝心法。

學習禪定的人，如果能對法義有深切的了解，則其修持會有事半功倍的效果。法義就像地圖一般，能指引學人走一條最快速、最安穩的道路。所以，在見地上有殊勝慧解，了解法界眞實，就能迅速進入大覺之地了。

註釋

❶ 以最小的投入獲得最大的產出，是經濟學的基本觀念。面對無窮的生命抉擇，吾等更應有此認識。但是現代人面對金錢等投資時，或許會有精明的計畫，但是面對整個生命的投資，卻往往極爲盲目；他們不以智慧理性爲基礎，卻多以一時的情緒來選擇（如宗教等），這是極爲不智的。

❷ 張春申著《中國靈修芻議》（台北，光啓出版社，民六七年十二月，初版），頁一七七。

❸ 同上，序，頁一。

第四章 坐禪的基本要件

一、鍛鍊健康的身心

人的身心是息息相關的，生理的毛病每每影響心理的平衡，心理的問題也常引發生理的毛病。而修學禪定的人，比一般人更要重視身心的健全，因爲，身心的健康與否，可能影響修學禪定的成敗。

身體健康的人學習禪定，事半功倍，特別容易深入禪定；身體不好

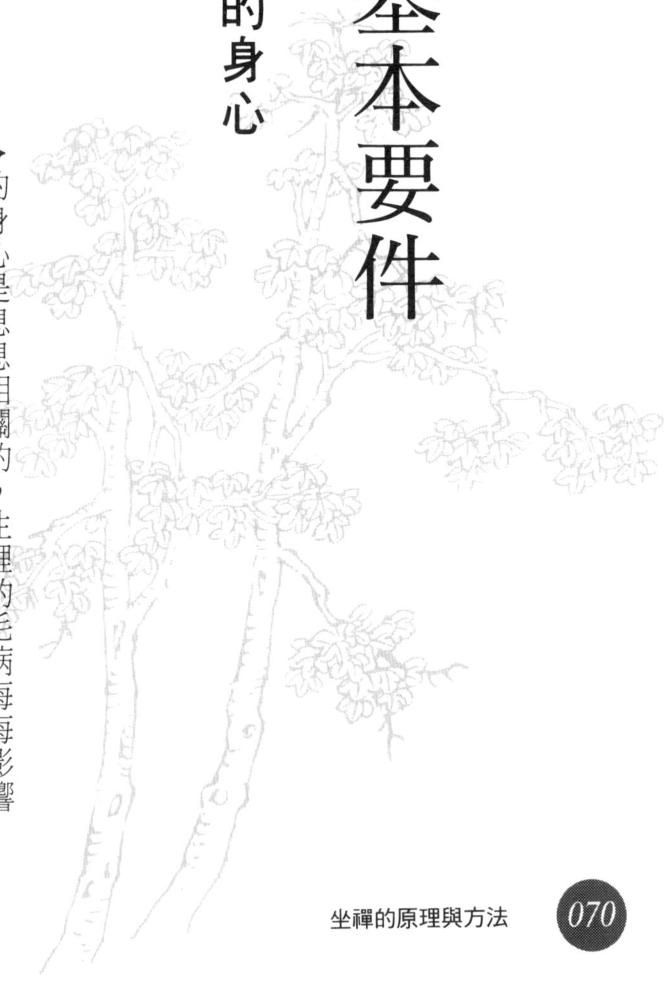

的人，雖然可經由禪定的方法，使身體逐漸健康，但需要花費較多的時間與精力。大部份人，可能有一個誤解，以爲習禪的人，就是要一天到晚空心靜坐、百物不思，結果因爲身心的底子本來不夠強，而把身體愈弄愈弱，這樣是不受其利反受其害了。

有些人的定力，看起來似乎很好，一坐就是好幾個小時，可是身體卻愈坐愈虛弱，而智慧也不見得有任何開發，這表示他在方法上出了問題。習禪的人如果本來身體健全，再加上方法正確與良好的指導，他的身心必然日益健全，智慧與身體也都會有長足的進步。如果不是如此，便是他的身心條件較不理想或是方法不正確，所造成的結果。

身體不好的人習禪，不能一開始就是枯坐，一定要加上適當的運動調養，使身體氣血通暢，如此久坐才能得到利益。所以筆者常建議初學者要做適當的運動，不要受了一些錯誤的觀念所影響，以爲學習禪定就必須坐著不動，平常也不要運動，整天安安靜靜的，其實那樣反而更不容易入定。

伴隨著禪定境界會有種種的功德產生，絕不僅止是枯坐、身心不動而已，如果一天到晚如此，只有使生機愈來愈衰弱，這是邪定。禪定有種種不可思議的功德，所以才叫做「功德叢林」。如果我們將身心鍛鍊得十分的健康，可以自在運作身心的種種條件，就能很容易的趨入各種定境，得到禪定的諸般功德了。

二、積極的人生觀

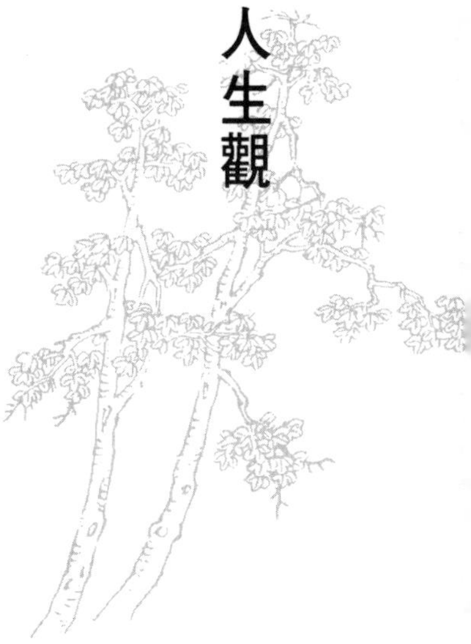

「生命的眞相爲何?它的最終目的何在?」是自古人類所欲追求解答的疑問。一切宗教家、思想家，乃至學者們的學術事業，也都直接或間接謀求解決這個問題。人生的現象，是動態的而且也是極端複雜的，因此，我們也就很難對這些問題有共同的立場。但不管如何，一個學習禪定的人，須要對人生有積極而健康的看法，對生命的進化也要懷抱著希望，這樣子學禪，會感覺更有意義，也更易得到前進的動力。

在佛陀的時代有些人因爲生性悲觀，在修習了「不淨觀」的禪法之後，對人生更加失望，最後終於自殺。這樣的例子，讓我們知道，不健康的人生觀會影響禪定的修學及其成果，甚至使禪定產生了不好的影響。所以習禪之人要特別注意自己心靈的狀況。

什麼是適宜的人生觀呢？或許衆說紛紜，但對習禪的人而言，最基本的是要對人生充滿信心，對於未來的前途也要充滿希望，樂觀、進取、不畏艱難。世間是不斷的在變遷的，在佛法中以「諸行無常」來表達這個現象，許多人認爲這句話極爲悲觀，其實這句話充滿了積極的意義。我們知道世間既沒有任何現象是固定不變的，所以也就充滿了改變的可能性。我們只要秉持著信心、毅力，就能使這個世界愈變愈好，人生愈來愈幸福，這才是「諸行無常」所要顯示的眞義。

無常的現象，說明了一切世間皆可改變的事實，每個生命都能依靠自己的努力，改善一切，以追求生命的幸福，這是無常學說所要顯示的積極人生觀。擁有積極的人生觀，習禪才容易有進展，也才能達到禪定神妙境界。

三、適宜的環境

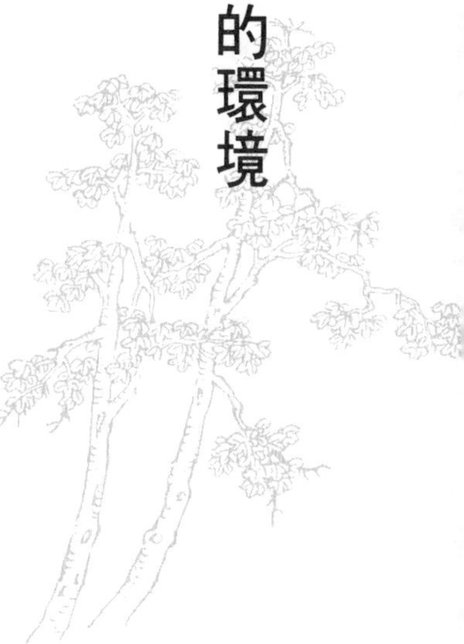

學禪的人要尋找適宜的環境，來作爲修禪之所在。專修的人多以深山幽谷蘭若精舍坐禪，但對初學者而言，這是不需要的，初學的人只要在家中尋找一間靜室就可以坐禪了。但是現代人由於生活空間狹小，或許沒有個人單獨的靜室，有些人甚至只有用臥房來做爲習禪的處所。但下列幾點筆者認爲應加注意：

一、**靜室要能空氣流通**：最好不要密閉，或空氣不好，以免影響禪定的修學。但是切記，也不可以讓風直接吹到身上。坐禪之時，由於我們全身毛孔張開，切忌風寒；如果讓風寒侵入身體，很容易得病。

二、靜室的光線要明暗適中：光線太亮，容易刺激視覺神經，也易散亂；光線過暗，則易昏沈，或引起幻象。這樣都不容易得定。光線柔和適中，較易入定。

三、靜室須使他人不易打擾：靜坐之處所最好能隔除外人的干擾。因在靜坐之時，有人出入，易影響定境。而且更忌諱在靜坐的時候，有不相干的人，直接影響，例如呼叫，或碰觸、搖動靜坐的人的身體等。這些干擾，小則使禪定功效消失，大則影響身心健康，應要特別注意。有些學生或在外租屋的人，由於須與他人同處一室，更應特別留意，務必交代室友，切莫於打坐之時，作上述之直接干擾以免受到不良的影響。

四、靜室要整潔，色差不要太強：一個整齊清潔的房間，能使人心思安定。禪定的靜室，最好擺設統一，簡單而不複雜，而且顏色以不太紛亂，對比不強烈爲宜，以免影響禪定的心情。

五、靜室周遭的環境應擇安靜：在自己的居所中，選擇最安靜的地方坐禪，避免吵雜紛鬧，這樣才容易有禪定的效果。

以上幾個簡要的原則，供初學坐禪者參考，而得安心習禪。

四、坐禪前須具備的五種行爲

◉ 願與樂欲

習禪者初修禪定時，內心中應有一志願，對於諸禪定有所樂欲。

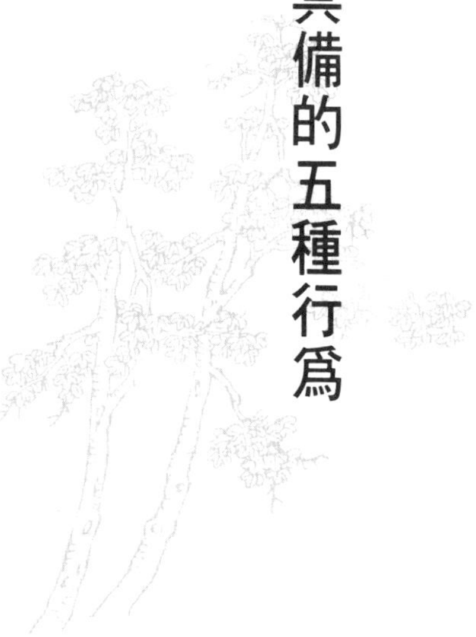

以禪定而言，希望心生，本是有礙禪定的；在上節中曾述及「希求境界」的害處，但在此，何以反要強調「願與樂欲」？此處的願是發大志願，是確定吾人習禪目標的願心，而不是在用心習禪時所生起的希望。

所謂樂欲，是指習禪者對禪定產生興趣，因而生起喜樂之心，樂意持續修持而言的，若毫無樂求之心，也是不可能會努力習禪的。

精進不懈

精進有兩種：一為身精進，一為心精進。修禪之人身心應都不放逸，抖擻身心，戒除一切不善的習性，努力精進習禪，這就具足了身心精進。修禪猶如鑽木取火一般，久久自燃，所以需要具足精進，否則一曝十寒，終不能成就善妙之法。

尊重禪定

禪定是十分可貴的，一般人可依以改善身心的狀況，宗教家能依之尋求到宗教的境界，修道人能因此而離苦得樂，可知禪定是一服甘露（梵語，意為長生不老之仙藥）。

我們生命所存在的欲界，身、心兩方面都是十分粗糙而有障礙的，我們的身體有饑、渴、寒、熱等生理上自然的感受，也有外來的病痛及種種災兵之劫，而永無寧日不得自在，十分痛苦，心理上也因有種種虛妄的需索，無法安住，識念飛馳，不得清涼。修習禪定，能逐漸脫離這些苦難，得到眞正的快樂，所以對於禪定應當尊重，起了尊重之心，於行禪之時，自然能專注，而易得禪定的果報。

巧慧分別

如果修習禪定的人，對於修習時，身心內外的種種方便，能夠淸楚的明瞭，並於適當的時機作巧妙的運用，以速得禪定，這便是巧慧。再者，習禪者能以智慧了知身心狀況的不完美，進而思索禪定境界的理想，而又不執著，這也稱爲巧慧。

禪定具有許多技術的成分，所以具足這些方便，又能以智慧分別，於恰當的時機使用，較易入禪。所以巧慧對修禪者而言，是極爲必要的，否則，枯坐一生不能得禪，也是常有的現象。但巧慧是一種客觀的分別，只是對境歷歷淸晰，絕非主觀的執著，所以「善分別諸法相，於第一義不動」，才是巧慧的眞實相貌。

一心專修

習禪之人，已能巧慧等量分別，用心毫無錯謬，開始須要專心守一的修持，稱爲一心。猶如行人在走路之前，要先認識道路，了解途中的險阻，這些條件都具足了，就要專心一致的向前行去，習禪也是如此。所以「非智不禪，非禪不智」，禪智互爲依持，禪教互爲證明，乃是修禪者的大道。

第五章 坐禪的預備工作

一、坐禪的用具與姿勢

◎坐具

坐禪可坐在地板上，亦可坐於特製之禪座上，面對任何方向皆可，但如能面對牆壁（即所謂面壁）而坐，較易專心。地上宜鋪設約二尺四寸見方的坐墊，墊上安置蒲團（直徑約一尺二寸，高度約四指）。如果是用單盤的姿勢，則蒲團高度可以稍高。有些人不用蒲團，直接平坐地面，這種坐法身體不易平直，如要挺直則須用力，氣脈易於堵塞，也不容易坐穩。所以建議學者宜端坐於蒲團上，如此方易於保持正確而平穩的坐姿。蒲團應放置於臀下，坐約三分之一至二分之一，不可伸出於腿下，否則亦不容易坐穩。

衣物與毛巾

另外學者宜準備長方巾一條，以便覆蓋於膝蓋上，免受風寒。學者於坐禪時，由於全身毛孔張開，特別易於受寒，尤其雙膝如果不加保護易受風寒，得風濕等病，極難醫治，所以要特別注意防護。

坐禪時應穿著寬鬆的衣服，不使身體受到束縛，身上的眼鏡、手錶、襪子等物品宜拿掉，使身體儘量輕鬆，不致氣脈阻塞。

姿勢

坐禪可採取各種不同的姿勢，但是最好能採取跏趺坐，最為穩當。

初學若無法雙盤，可採單盤，若單盤亦有困難，就選擇比較簡易的坐姿，但切記要儘量保持身體的穩定不動。青年人應該多忍受坐時的酸麻癢痛，並逐漸採用比較困難的坐姿，年齡較大的人，因爲筋骨較弱，不必在姿勢上過於勉強。

圖一所示爲結跏趺坐。結跏趺坐（梵語Nyasi-dat-paryan Kam Ābh-ujya），即互交兩趺，結跏安坐之意。

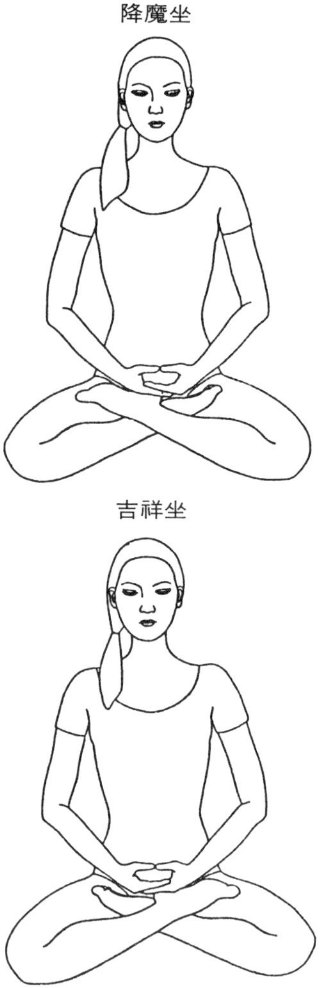

圖一　結跏趺坐

《大智度論》卷七云：

「問曰：『多有坐法，佛何以故唯用結跏趺坐？』

答曰：『諸坐法中，結跏趺坐最安穩不疲極，此是坐禪人坐法。攝持手足，心亦不散，又於一切四種身儀中最安穩，此是禪坐取道法坐。魔王見之，其心憂怖。如是坐者，出家人法，在林樹下結跏趺坐，眾人見之皆大歡喜，知此道人必當取道。如偈說：

「若結跏趺坐，身安入三昧，

威德人敬佩，如日照天下，

除睡嬾覆心，身輕不疲懈，

覺悟亦輕便，安坐如龍蟠，

見畫跏趺坐，魔王亦愁怖，

何況入道人，安坐不傾動。」

以是故結跏趺坐。復次，佛教弟子，應如是坐。有外道輩，或常翹足求道，或常立，或荷足，如是狂狷，心沒邪海，形不安穩。以是故，佛教弟子結跏趺直身坐。何以故？直身心易正故，其身直坐則心不嬾，端心正意繫念在前，若心馳散攝之令還。欲入三昧故，種種馳念皆亦攝之，如此繫念入三昧王三昧。』」❶

結跏趺坐又名「毘盧遮那七支坐」。所謂七支坐（見圖一～1至一～7），就是坐禪時要注意身體的七個要點：

㈠**雙足跏趺**——「跏趺」爲俗字，正體作「加趺」。《鄭注儀禮》云：「趺，足上也。」通常有兩種坐式：1.降魔坐：先以右腳趾押於左股上，後以左腳趾押於右股上，此即以左押右，手亦以左居上。2.吉祥坐：先以左腳趾押於右股上，後以右腳趾押於左股上，此即以右押左，手亦以右押左。這兩種坐式需令兩足掌仰於二股之上。❷

傳說釋尊在菩提下成正覺時，身安吉祥之坐，手作降魔之印，所以如來常依此坐轉妙法輪。❸

由於這兩種坐法比較困難，因此對初學坐禪的人來說，可能無法用此兩種坐姿，能坐的也可能坐不長久。女性的修行人在打坐時，要特別

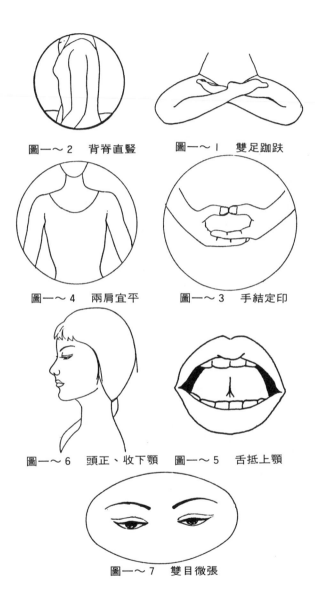

圖一～2　背脊直豎　　圖一～1　雙足跏趺

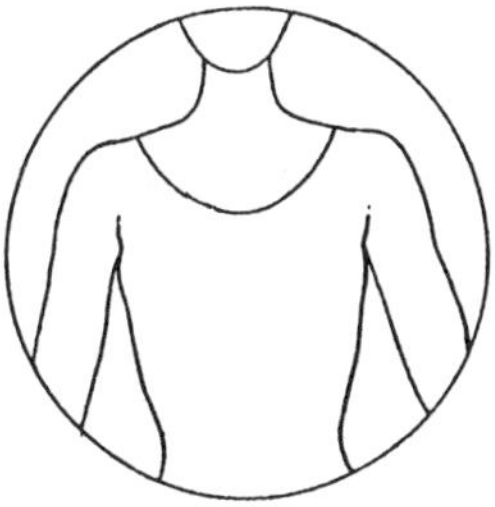

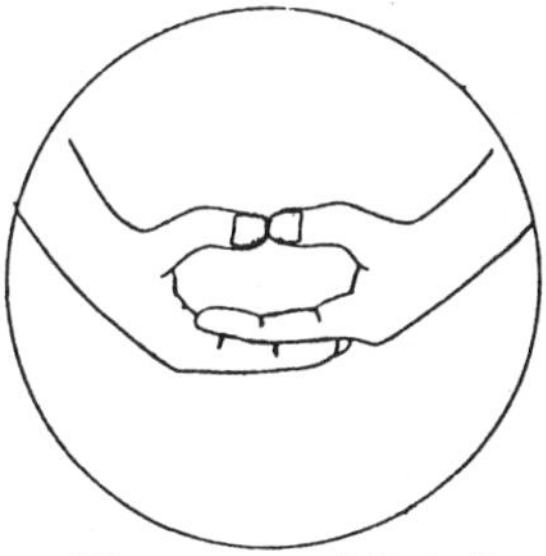

圖一～4　兩肩宜平　　圖一～3　手結定印

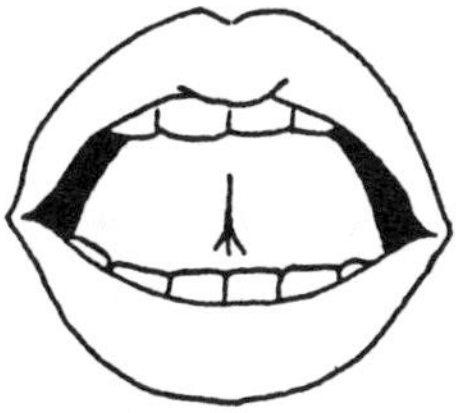

圖一～6　頭正、收下顎　　圖一～5　舌抵上顎

圖一～7　雙目微張

注意雙足的足跟不可壓在小腹上，而與小腹保持一吋的距離。因爲男女的生理構造不同，女性如果將足跟壓在小腹上，恐怕引起腹痛，男性則沒有這個問題。

㈡**背脊直豎**——使背脊調整直豎，不可彎腰駝背，前俯或後仰，但也不能使全身筋骨過分用力，致使身體僵硬，最好是身心能夠完全放鬆。腰幹要直，但不必刻意挺起；胸骨也要直，亦不需刻意挺起胸部。此時，脊骨自然筆直，累累重疊，而全身卻能放鬆。這就是《大智度論》所說的：「何以故？直身心易正故，其身直坐，則心不嬾，端心正意，繫念在前。」❹，背脊彎曲，則心情弛緩，氣血阻塞，頭腦不明，妄想紛飛，內臟亦易受壓迫。背直則身體正直，能使心力易於集中，較能入定。

當然禪定修習至一定功夫，背脊自然如風灌氣球般，自然直豎，不必再刻意著力。此時氣血通暢，身脈若有若無。但初習禪定及功夫未純熟者，須得養成良好的禪定姿勢，以免因姿勢不良，而使身體受損，兼且不易入定。

背脊上達頭部，下至尾閭，爲支持全身的重要器官，背脊直豎，則精神旺盛。結跏趺坐時，使身體置於蒲團之上，則脊骨易於直豎，血氣運行才能靈活；如未用蒲團，則背脊難直。但背不可刻意挺起腰幹與胸部，因腰幹挺起則火氣易於上升❺；胸部挺起，亦使身體緊張，皆是不良姿勢。

㈢**手結定印**——兩手放鬆垂下，左右手掌相疊（見圖一），兩手掌心向上，手背朝下，以左掌置於右掌上。兩拇指輕輕相拄結成橢圓形，自然輕置於大腿之上。由於兩手微接，血氣互通，能使身脈自行週流。這是一種很安定的姿勢，能使心理產生寧靜的感覺。但千萬不可緊張用力，否則易產生相反之效果。

㈣**兩肩宜平**——兩肩肌肉放鬆，讓其適度平展，此時由側面視之，自然成爲一直線。平常有彎腰馱背之習慣者，兩肩會向前含胸；太緊張挺胸則兩肩會向後擴張，都不是正確的姿勢。氣脈通暢之人，兩肩自然飽滿、平直。入坐時兩肩平列，完全放鬆，直至如無肩、無臂及無手的狀態，也就是「手不知手」的境界。

㈤舌抵上顎——閉口，將舌尖自然微抵於上牙齦，不可用力，如此津液自然產生，若有口水則緩慢順勢咽下。舌部有許多神經，極爲敏感，所以不可用力。久之氣達頂時舌尖能自動捲折，則功夫已更上一層。

㈥頭正，收下顎——下顎向內收，稍微壓住頸部左右兩條動脈，但不可低頭，務使頭正直。

㈦雙目微張——眼睛極爲敏感，易受外物吸引，而影響心靈，因此不宜全張；但若閉眼，則易昏沈及產生幻相，所以宜於微張。眼睛約微開三分，視線投於身前二、三尺處，對一切事物視而不見。不可將視線投注於某一點，而應當將之看成一片；勿著意，心用於功夫之上，睜眼只是爲了防止昏沈而已。如果睜眼過久，眼睛疲累，可稍閉眼休息一會兒，但最好不要養成打坐閉眼的習慣。

七支坐法的內容與順序，各宗派所見不盡全同，但大體如此。

◉ 其他坐姿

初學禪定的人，大部分無法結跏趺坐，因此以下多介紹幾種不同的坐姿俾作參考。

㈠**半跏趺坐**：無法結跏趺坐的人，以半跏趺（見圖二）坐爲宜。其坐勢在理論上應比結跏趺坐的坐墊稍高一點，但此點不必太過執著，只要坐起來舒服即可。此式亦有兩種：1.以右足置於左股之下，將右足置於右股之上。2.以左足置於右股之下，將右足置於左股之上。手的姿式同全跏趺坐。

半跏趺坐比較不易均衡，容易使脊椎傾斜而將一肩抬高，久坐較雙跏趺坐稍遜。但因爲大部分人，一開始習禪，不易跏趺坐，可先以此替代。採此種坐式時，置於上方之腿，其膝蓋常不能貼於坐墊。如果空隙小，可不必理會；如果空隙太大，可用軟墊置於懸空的膝蓋下，以塡實空隙，使之平穩。有時雙盤太久，覺得酸痲、疼痛無法忍耐時，可將上

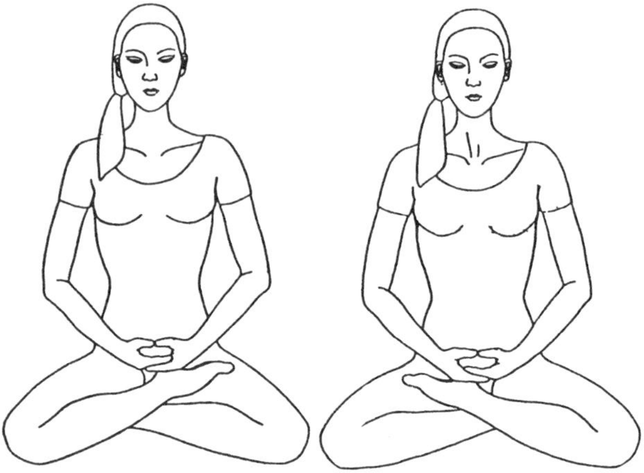

圖二　半跏趺坐

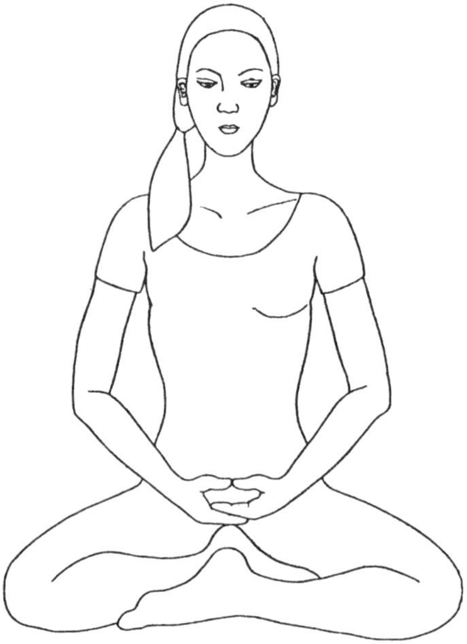

圖四　緬甸坐

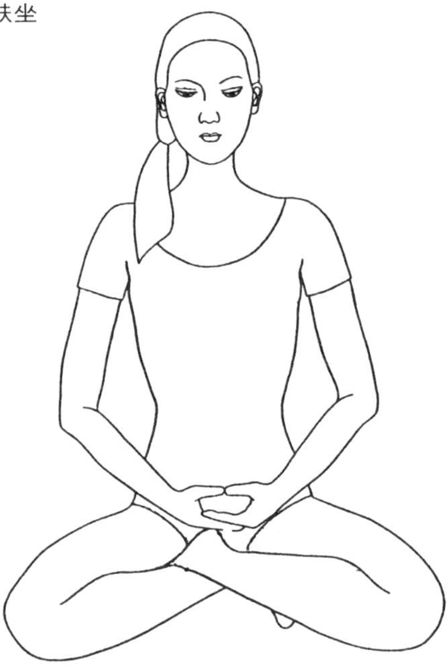

圖三　散盤

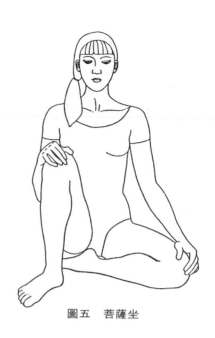

圖五　菩薩坐

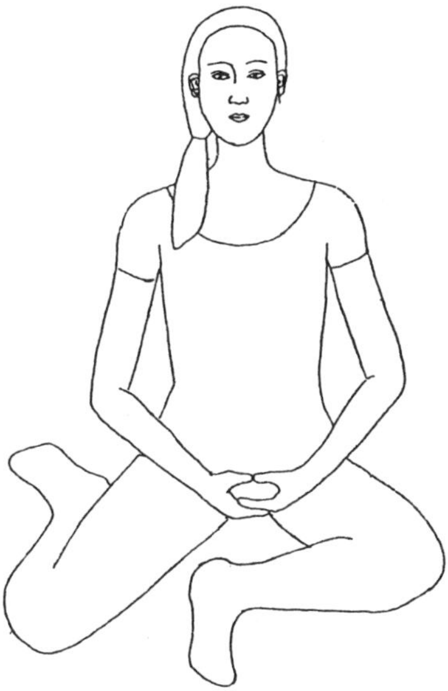

圖七　天神坐

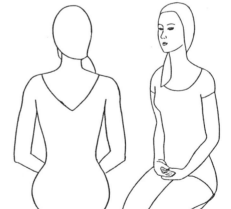

圖六　跨鶴坐

面的腳放開，改成單盤。

如果也無法單盤可再採用下列的坐姿：

㈡**散盤**：交腳而坐，兩腳均置於地面，向內、向後收縮，兩腳掌朝上，置於兩隻大腿之下。有些人因爲肌肉與骨骼比較僵硬，即單盤亦覺困難時，可採取這種坐姿。（見圖三）

㈢**緬甸坐**：兩腿平置於坐墊之上，不交叉，令一腳在前，一腳在後，兩腳平行。上半身一如結跏趺坐。此式能使身體平衡，放鬆身體，頗爲有效。（見圖四）

㈣**菩薩坐**：此式又名如意自在坐，乃模倣菩薩八相成道自兜率下降人間之坐姿，左腳向內彎曲，宛如半跏趺式，右腳曲膝直立於右胸前。左右兩手平覆於左右兩膝之上。（見圖五）

㈤**跨鶴坐**：爲日本人的傳統坐姿，迄今日本人在榻榻米上，依然以此爲正式坐姿。雙膝跪下，右腳大拇指疊於左腳大拇指之上，將臀部置於兩腳跟上，此種坐姿源自中國，而盛於日本。一般而言，飯後不宜立即靜坐，但如有特殊場合，可用此式，亦較容易幫助消化。如覺脚跟壓力太大，可於腿彎或脚盤處加上墊子，坐來較爲舒服。（見圖六）

㈥**天神坐**：左脚彎曲向內置於身前，右脚彎曲，置於身側，兩腿互不相交。此種坐姿習見於印度等地。著名的電影「甘地」，其中不管是甘地或何人演講，若席地而坐者，多以此種坐姿。坐此姿勢，身體亦要保持正直面向正前方，不可傾斜。（見圖七）

㈦**六灶坐**：兩脚曲膝，右脚在外側交立於胸前，兩手圈住兩膝，右手在外側，互抓兩臂，身體保持正直即成。此法極易產生熱能，當初西藏最偉大的修行人密勒日巴尊者，在修行中雖然心分上已證空性，但由於食物太少，體力不足，氣息不調，無法由拙火定中產生功德。其師馬爾巴上師即示以此法修持。❻（見圖八）

㈧**正襟危坐**：以上之坐姿均爲席地之坐法，此式則坐於與膝同高之椅子上，兩脚平放於地，兩小腿自然垂直，兩膝與大腿垂直；背部不可依靠椅背，臀部可坐實（大腿與小腿成一直角）。如果椅子太高，可於

地上置物使兩脚墊高·，反之，可於椅子上加坐墊，務使大、小腿成直角。（見圖九）

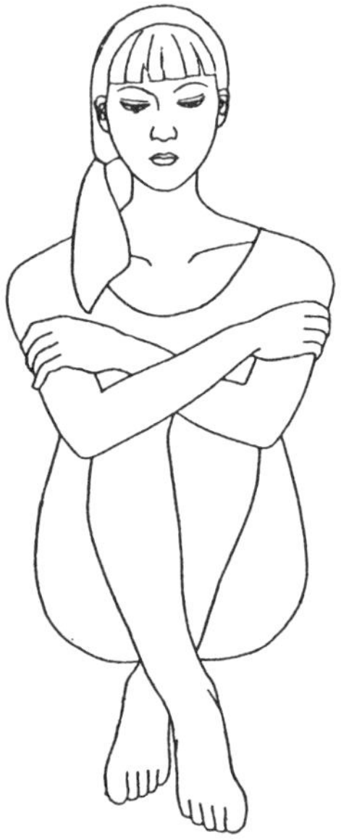

圖八　六灶坐

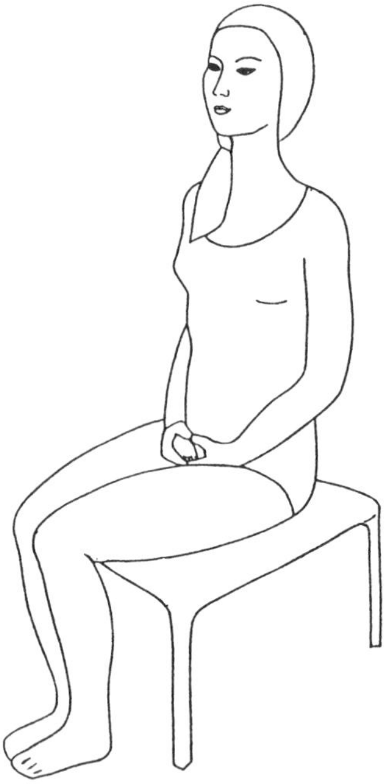

圖九　正襟危坐

二、坐禪應注意之事項

錯誤的坐禪姿勢

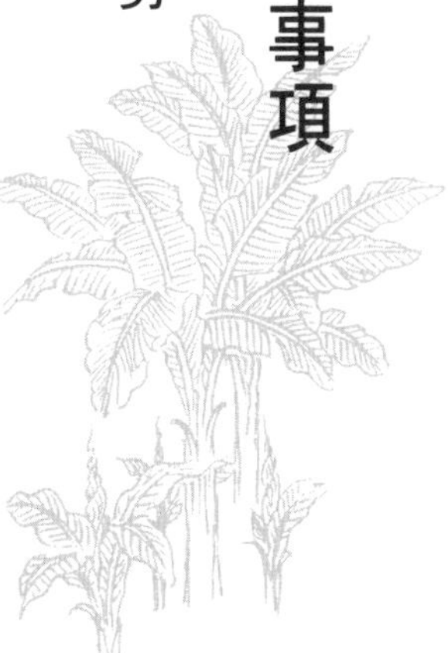

(一)軀幹部分

1、如圖十所示，彎腰駝背，兩肩內陷。此種姿勢，大多數人在開始靜坐時，都容易經歷。多半由於初坐時姿勢調整不當，或於上坐一段時間後，因平常的習慣出現所造成。初坐時，由於以往的慣性，會感覺坐起來很舒服，心念也易集中，但坐久之後，不但頸背會漸感到有壓力，背部、肩部也逐漸緊張，造成不適。而且在心念上，也會由於背脊的彎曲，逐漸使心念弛緩，頭腦反應不靈敏，妄念紛飛。背脊挺直，能使行者心力集中，減少妄念。修持良好的人，其背脊不挺而自挺，氣機通暢，毫不用力，自然直豎，如此自然易於入定。

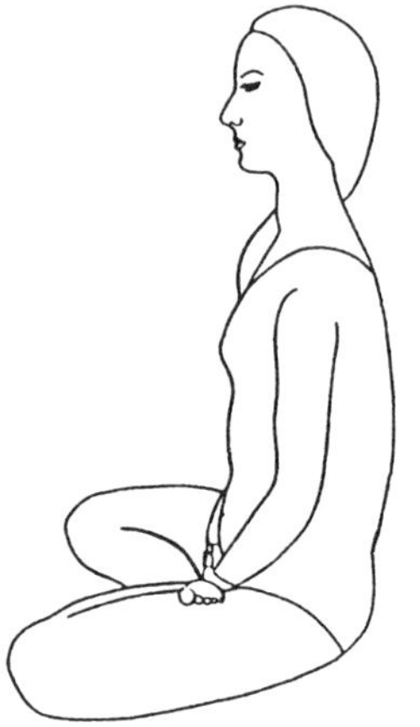

圖十　彎腰駝背·兩肩內陷

初習靜坐的人，可能背脊直豎久了，會覺得腰酸背痛，此時可儘量放鬆身體，但不可隨順習慣，否則易變成彎腰駝背。背脊上通頭部，下達尾閭，乃支持全身骨骼、經絡及五臟等各種器官的骨幹。若背脊直豎，氣血便自然通暢，精力易達全身。經脈通暢的人，其背部自然平整，尤其頸背交接的大骨，一般人皆明顯尖突，但是修持良好的人，會自然平整，脊骨平齊而上，氣脈自然通暢，精神也就旺盛了。

若有駝背之姿勢，宜將頭部與後背豎直成一線、兩肩放平，肩部的肌肉自然的放鬆，即可調整。此種姿勢，也可能由於不坐蒲團或蒲團過薄所致。再者，靜坐時應加底墊，以隔斷地氣，以免寒濕入骨，造成身體的傷害。雙膝置於底墊之上，臀部則坐於蒲團上，身體自然挺直。如此，方合於人體之結構，也易於靜坐入定，不坐蒲團或蒲團過薄，容易彎腰駝背，單盤者可能比雙盤者須要較厚的蒲團。每個人由於生理狀況不同，蒲團需要的厚度，也有差異，每個人可依照自己的需要來選擇蒲團。

採取正確的姿勢，身體重心自然聚於丹田（臍下四指之處）。此種姿勢對人類而言，是最安定與自然的姿勢，使我們可全力調整心念進入定境。一個禪定力好的人，身體姿勢自然正確，能迅速入定，否則由於身體扭曲，或彎腰駝背，只要保持一段時間，即會感覺種種不適；而爲了減輕身體某一部分的不適，勢必遷動身體的其他部位，結果造成全身的緊張，破壞身體的平衡，也影響到心理的安定。再者，長期的錯誤姿勢，更會造成身體的病痛。曾有修禪的同學，由於初期姿勢不良，招致後來一上坐，身體就不舒服，花了很久的時間，作調整姿勢的運動，才恢復正常。

2、爲身軀向右或向左邊傾斜。此種姿勢會導致身體的一側緊張，而另一側擠壓，長期如此，將引起身體兩側酸痛，骨盆也會受到不良的

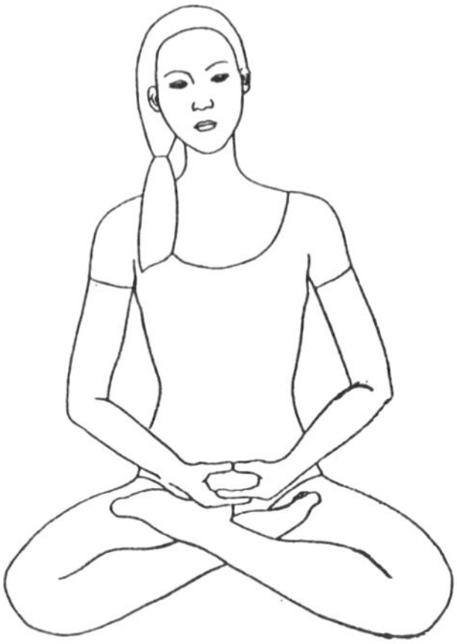

圖十二　腰部不正導致背部扭曲

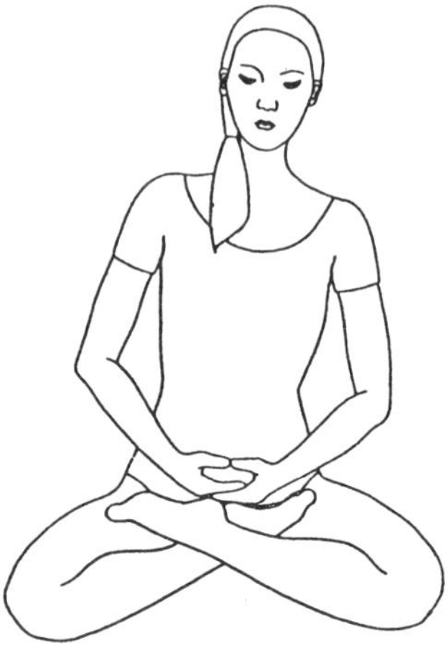

圖十一　身軀向左右傾斜

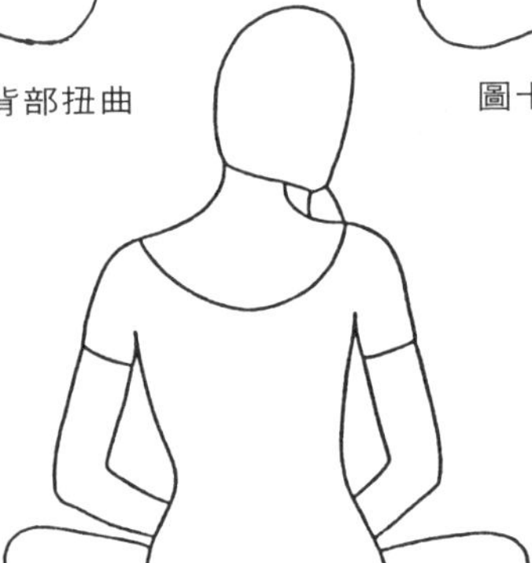

圖十三　S 形扭曲

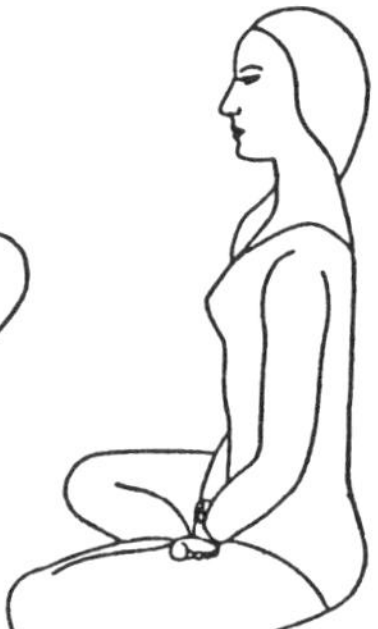

圖十四　腰胸皆挺

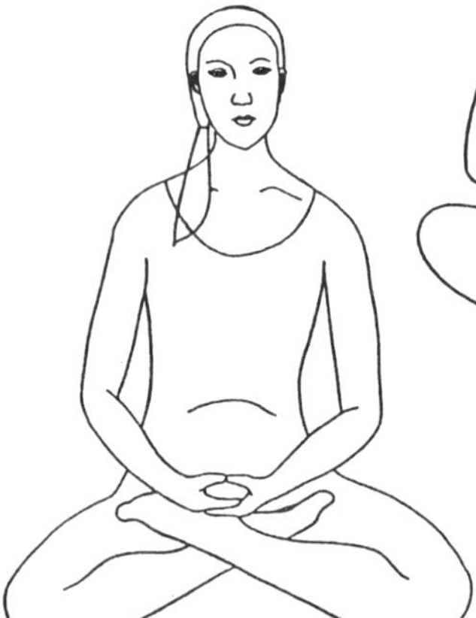

圖十五　胸骨向一側扭曲，使肩部與頭部
向另一個側彎曲以求平衡

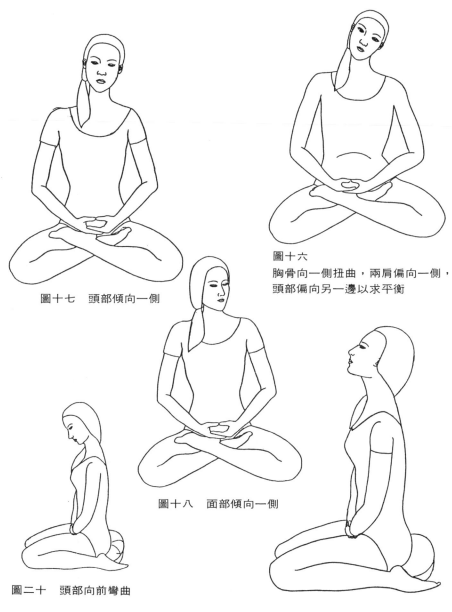

圖十七　頭部傾向一側

圖十六
胸骨向一側扭曲，兩肩偏向一側，頭部偏向另一邊以求平衡

圖十八　面部傾向一側

圖二十　頭部向前彎曲

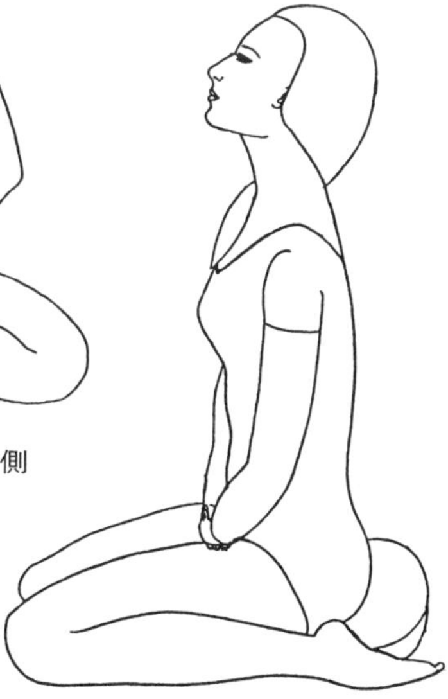

圖十九　下顎突出

影響。另外，也有些狀況是因爲腿部筋骨與肌肉太硬，盤腿時，一邊膝蓋翹起，使身體傾向一側；或是因需用力使膝部觸地，遂使身體產生不自然的緊張，而傾向一側。若要調整，可先將上半身軀幹向前伏至極點，使置於兩膝兩脚之間，而後徐徐挺直，就不再會傾斜了。如圖十一所示。

3、如圖十二所示，由於腰部軀幹未能正確地安住於骨盆之上，導致背部向另一側扭曲，以保持身體之平衡。此種坐姿除使脊骨受到不正常之扭曲外，並造成一邊的臀部受到較大的壓力，使身體不大平衡。此時應將腰部稍稍扭動，使之置於骨盆正中，挺直身體，而後放鬆，或將腰部挺直之後，上半身向前倒下到極點，使之置於兩腿之正中，再徐徐挺直，就可使身體保持正直。

4、如圖十三所示，爲S形之扭曲。身軀幹由於腰椎未能正置於骨盆上，導致背部反向扭曲，這種姿勢則又導致肩部向一側傾斜。此時若爲使肩部平齊而調整肩部的話，則肩骨又會使肩部之脊椎與頭部反向扭曲，造成S形之扭轉。此姿勢可依前法調整。

5、如圖十四所示，爲挺胸、挺腰，或腰胸皆挺。有些行者由於身體的習慣或爲使脊骨直豎，而將胸腰前挺，結果造成胸部、腰部的緊張，容易虛火上昇，不易入定。應將身體自然放鬆，使之處於自然的直豎狀況，而非故意用力挺起。

6、如圖十五所示，胸骨向一側扭曲，以致肩部須與頭部向另一側彎曲以求平衡。圖十六所示，爲胸骨向一側扭曲，兩肩偏向一側，頭部偏向另一邊，以求平衡。此時，可以上半身自然放鬆正向前額，而後徐徐挺直之法糾正。

(二)頭部

1、圖十七所示，爲頭部傾向一側之例。如發覺此病，可將頭部放鬆，向前壓下，使下顎儘量觸及前胸，此時頭部置於胸部之正上方再將頭徐徐抬直，收下顎即可。

2、圖十八所示，爲面部傾向一側。這種姿勢會使得肩部和胸部之一部分向前突出，導致軀幹的扭曲。可依上示方法對治。

3、圖十九所示，下顎突出，造成頸背壓縮，頸部與延髓受到異常壓力，因氣血不暢而不易入定。此時，宜收下顎，使頭部恢復正直。

4、圖二十所示，頭部向前彎曲，有時因爲不良習慣或是因爲要壓縮下顎，而造成錯誤姿勢。對治方法爲收下顎，使頭部成正直的狀況，整個向頸部回收，所以背脊與頭部平齊，而非頭向前傾。

㈢手部

定印之持法，不宜使兩個拇指突起（如圖二十一），或拇指與其他各指接合（如圖二十二），或兩個拇指不接合在一起（如圖二十三），應如前述，令兩拇指自然相接，使氣息相通，與其餘各指之間結合成一橢圓形。

圖二十四所示，手因懸空結印，而使雙肩雙手肌肉緊張，應自然置於雙脚之上。有些人手如太短，無法置於腿際，可做一軟墊置於脚上，放置雙手。

圖二十五所示，腿不宜隨便盤起，宜儘量靠近小腹；腿的正面最好

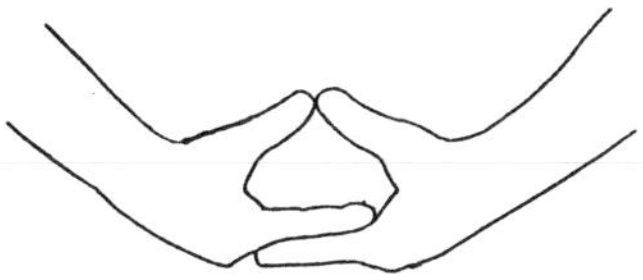

圖二十一　兩拇指突起

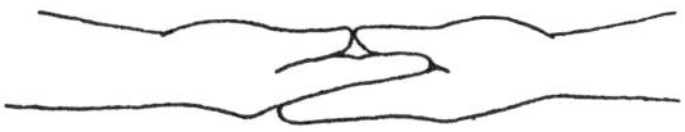

圖二十二　姆指與其他各指接合

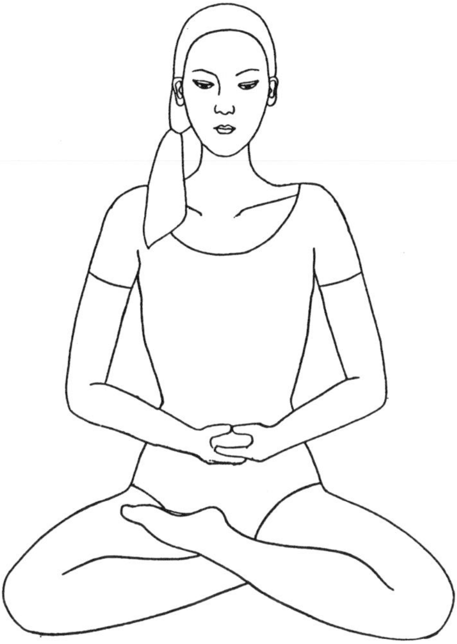

圖二十四
手因懸空結印而使雙肩雙手肌肉緊張

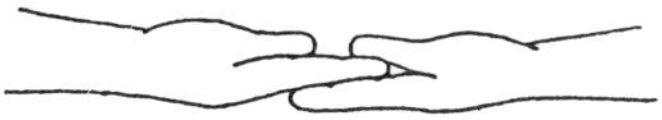

圖二十三　拇指並不接合在一起

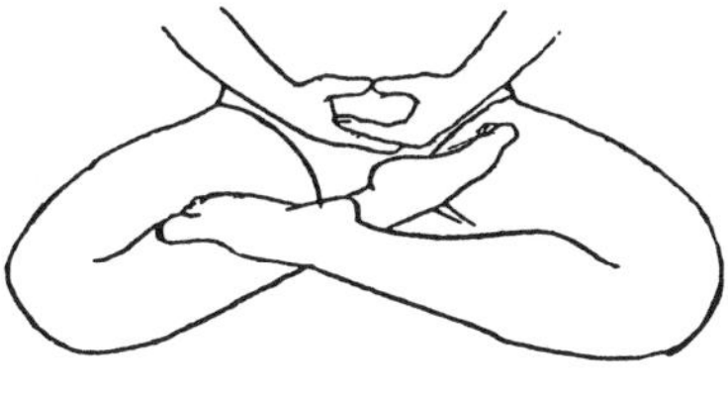

圖二十五　隨便盤腿

向上，使脚背置於大腿之上，易於久坐。婦女之雙脚雖然亦需儘量靠近小腹，但不宜直接壓在小腹之上，需與小腹保持約一指之距離，以免引起生理的不適。

坐禪的時間與注意事項

坐禪的時間由於宗派觀念的相異，而有不同的主張。中國人發現奇經八脈在十二時辰中，各有其特殊的運轉，即自寅時由肺經起，到丑時肝經止，爲子午流注，所以修習仙、道者，每以「炁行子午」爲圭臬。但是西藏密宗卻認爲每日之子午時「爲氣入魔壞脈」，故其初學靜坐之人，都避子午時。

同樣的子午時，道者以爲是最佳的修持時間，藏密則以爲彼時修持可能出現問題。由於兩者對氣脈的看法不同，因而造成這種差異。在藏密的看法，人身的脈有兩個系統：一是無明系統，即凡夫住脈；一是明行系統，即智慧修脈。有些經典更加以細分爲三個系統：一、爲粗身脈，即凡夫的業劫脈；二、爲細身脈，即天仙脈，道家稱爲純陽派；三、爲最細脈，乃是佛教的智慧脈。

由於心的安立不同，造成脈的顯現亦有差異，因而佛教密宗、道教與印度教對脈的走法次第有不同的意見。基本上，佛教中脈的顯現是依中道正見而顯，非同於道教與印度教之凡夫或天仙脈，但不能以爲修學佛法者即無凡夫脈，而是將凡夫脈昇華爲智慧派，中脈通者諸脈也自然皆通。由於藏密行者在子午時中，脈之行走途徑與外道所欲修者之細脈相同，害怕行走習慣後，較難改變，故有避子午時的看法。

筆者認爲脈之動向、變化全在於心，所以只要心住正見，則脈自住於正，時間並無須特殊的選定與規避。且人身是一個極細密之網絡系統，只要源頭充足，自然水到渠成，即若得般若正智，則慧脈自顯。

現代人由於生活方式與古代不同，尤其不是專修之行人，自然無法像古代禪者用那麼多的功夫與時間於禪修上。例如宋代曹洞宗之天童如淨門下修禪，他們是從下午五點工作完之後，便一直打坐至晚上十一點，其後休息至凌晨三點又開始打坐，幾乎從早到晚都在修持當中。因此，我建議現代人在㈠、早上起床漱洗後坐半個小時至一個小時；㈡、晚上休息前再坐半個小時至一個小時。早上是精神最好的時刻，而且空氣清新，最宜於打坐。晚上睡覺前，由於一日繁忙的工作已完，可以放下身心，好好的修持一番。不過以下一些狀況，宜避免打坐。

㈠**太疲累時**：身心疲累，極需休息，若勉強打坐，根本無效，只會昏沈而已；尤其易於養成打坐時不良的習慣，不如不坐。

㈡**飯後一小時之內**：飯後不宜馬上打坐，否則食物會積聚於胃內，造成腸胃之病，故須於飯後一小時再坐。

㈢**飲酒與房事後**：飲酒與房事後不宜打坐，飲酒則酒精充塞，精神易昏沈，無法控制。房事則過勞，學者每易心思混亂，宜忌之。

打坐的時間宜固定，使之養成習慣，每日到固定的時間，自然易於入坐，定力也較易增長。

調身法及其理論基礎

修禪之人欲入三昧定境，故於平常生活中儘量避免情緒激動，以免影響坐時功夫。也就是說，不在打坐的時間也要審愼自己的動作行爲，使之協調、安怡，如此必能事半功倍。

禪定調身的方法，不只包含坐中的調攝，也包括了行、住、坐、臥等各方面。智者大師的《釋禪波羅密》中說：

「行人欲入三昧，調身之宜；若在定外，行住進止，動靜運為，悉須詳審。若所作麤獷，則氣息隨麤，以氣麤故，則心散難錄，兼復坐時煩憒，心不恬怡，是以雖在定外，亦須用心，逆作方便！」❼也認爲習禪之人於行、住、坐、臥之際皆須注意。

自古以來，禪修者一向注意身體的調攝，如印度教的瑜伽行者，以體姿練習（āsana）來幫助禪定。此等方法原出於哈達瑜伽（Hatha Yoga或稱猛力瑜伽），而勝王瑜伽將之列爲修持的八個步驟中的第三個步驟。傳說中國禪宗初祖達摩，曾在少林寺教授寺僧拳法，使僧人身體強健，免於修行中昏沈，而藏密各家各派皆有其特殊傳承的拳法。其中，以仙道的修持者對於身體的重視更超越各派。

東方人的健身法中，與禪定的修練有關者爲數不少。有些是由於在習禪過程中，因身心四大產生變化，而自然發生規律的動作，這些動作也可能演變成各種拳術；有些則是爲了禪定的需要，而設計了各種動作。現代的習禪者多半有一個錯誤的想法，以爲打坐就是不動，弄到最後，一些老修行都變成無記昏沈去了，只練就了一雙腿。

在古代，禪者一日不做一日不食，每天都有固定之勞動，其生理機能自然平衡，運動量也夠，再加上有適當的身體鍛鍊，定力自然增長。現代人多由於生活方式與環境的不同，運動量普遍不足，再加上飲食的不當，常有愈坐身體愈差的情形，這是必須認清的。因此，一個現代習禪者應當重視身、息、心的調和，庶幾能得到禪定的效益。

習禪之人平時要注意運動與飲食，使身心能得到適當的均衡發展，而在打坐之前也應該有一些輔助的柔身運動，使身心更易於安住。

㈠坐前的調身運動：

在打坐之前的運動必須和緩，並儘量令身體的各個部位鬆弛。所以此運動是以「鬆」爲總綱，心境要完全放鬆，身體也要完全放鬆，而後讓腰、胯及脊椎四肢做充分的運動。這裡先簡單介紹幾個動作：

1. 鬆腰彈膝平擺手：

要領：身心全部放鬆。

心先放鬆，而後身也隨著放鬆。若一開始沒有辦法掌握到放鬆的要訣，則可以先將身體做適度的緊張，然後由頭到腳、由前而後逐次放鬆。兩腳掌平貼地面，身體重心放在兩腳中間，膝蓋自然微曲。在感覺身心完全放鬆之後，兩膝開始像彈簧一樣彎曲，膝蓋彎曲後，即自動回彈。此時兩手完全放鬆，像兩條繩索一樣，腳回彈時如鐘擺一般甩起。腳彎曲時，手即下垂；腳彈直時，手即自然向兩側擺動。腰胯要鬆落，兩膝彎曲時，上半身保持平直，不可傾側。

第一式：鬆腰曲膝，兩手自然下垂，置於身體兩側。第二次：腳彈起時，兩手像繩索一般，藉由彈力自然兩側平擺而出，宛若鐘擺一般。第三式：鬆腰曲膝，如第一式。第四式：腳彈起時，即以此彈力，兩手在胸前彈起交叉，宛如鐘擺的回彈。

2.轉腰甩手：

身體放鬆如上述要領。以腰爲軸身體其他部位不動，向左右轉動，此時，兩手因已鬆透，隨著腰轉自然向左右甩出。

第一式：腰向左轉時，左手後打腰部（腎俞穴），右手由身前環繞上打肩胛（膏肓穴）；第二式：腰向右轉時，即右手打腰部，左手上打肩胛。此式能令腰、肩與脊骨氣血通暢。但是婦女懷孕者忌用此式，因爲下打腎俞穴容易影響胎兒。

3.轉腰彈膝甩手：

身心放鬆如以上要領，在彈膝的同時，腰部亦轉。

第一式：彈膝時，腰向左轉，右手自然向身前橫擺，手掌向左；左手向身後橫擺，手掌向右。第二式：彈膝時，腰部轉正，身體向前，兩手向身體兩側平擺而出。第三式：與第一式相反，腰向右轉，左手自然向前橫擺，手掌向右，右手向後擺，手掌向左。第四式：與第二式相同。

4.彈膝上下甩手：

身心完全放鬆，要領如前述。膝部自然彎曲彈起，手也隨著脚的彈起而甩出。

第一式：鬆腰曲膝，此時手置身體兩側自然下垂。第二式：脚彈起時，手像繩索一般完全放鬆由於脚的彈力使之向前彈起，向上擺動。第三式：鬆腰曲膝，手失去了彈起的力量，自然下垂，恢復到第一式的狀況，手置身體兩側。第四式：脚彈起時，手自然順著慣性弧形的擺動，向後方擺動。再繼續重覆上四式。

以上四式，能使身體的氣血流動、關節鬆開、全身輕鬆，再配合腰部及膝蓋關節、脚踝的轉動，身體就適合打坐了。

做以上動作時，由於是禪定的輔助動作，所以心不可散亂，動作和緩，意念置於前脚掌心（湧泉穴）或者手心，使意念統一，幫助定力的增長。

㈡上坐時的調身：

坐禪的姿勢，前面已作充分的介紹，應可充分掌握正確的要領。上坐之時，應先正脚，不管雙盤或單盤，使之調適自然。次宜調整衣物，勿使過緊或坐時脫落，眼鏡、手錶、襪子等盡皆除去。而後再做輔助加行：

1. 頭部運動：

上坐之後，身體如毘盧遮那七支坐法，但將兩手平置於膝上，使身體重心穩固，勿著力。做頭部運動之時，頭與頸動，身體其他部位不動。

第一式：頭部儘量向前垂下，直至下頦抵胸，但不要勉強，而後將頭往後仰，眼睛儘量朝後上方看。第二式：頭向右傾，不要聳肩，也不要曲頸，只是平平的向右傾，到頂點之後，再向左傾。第三式：頭往後看，整個頭先向右後方轉動，再向左後方轉動。第四式：將前面三個動作聯合，依順時針方向，向前方低頭，而後向右，仰頭，向左，做圓形的轉動，再逆時針，由前方、向左、後仰、向右，做圓形的轉動。

做這些動作時，身體不動，身心放鬆，每式做約三次，動作要柔和緩慢，眼睛自然睜開，呼吸自然。頭部運動，能使頭部新陳代謝加快，頭部氣血通暢，頭腦清新，易於調和身心。

2. 口吐濁氣：

此時雙手以大拇指、食指圈成圓形，置於腹上，以肚臍爲圓心，吐氣；身體上身保持平直，慢慢向前彎，如果能以頭面平貼於地面最好，但不可勉強，看各人的能力而彎曲，臀部不可離開蒲團。吐氣時可以嘴或鼻行之；將身體的濁氣儘量吐出。停止片刻，吸氣，身體慢慢還原至原來的姿勢，吸氣時，須以鼻行之。

開口放氣之時，不可粗急，要使之和緩，綿綿細長。如果身體感覺脈結不通，可想像氣出之時，身體中諸脈不通之處，隨氣而出，出盡閉口，身體慢慢還原，由鼻中納入清氣。此動作重覆三次。使氣息調和。

3.正身：

濁氣吐後，再來結印，以左掌置於右手上，拇指相拄，置於脚上，牽近身體，當心而安。此時挺動身體，使坐處穩固，調整身體，不使身體有所不適，正身端直。次當閉口，舌抵上顎，眼開三分。使身體如磐石。

㈢下坐時的調身：

坐禪將竟，欲出定之時，心要先動，即放心異緣，不要再用功夫，眼睛睜開，開口放氣，想像氣息從身體諸脈，隨意而散，然後微微動身，依次動肩胛、頭頸及兩足等，使之柔軟，恢復平常的狀況。而後要做全身的按摩。

按摩的原則是由上而下，由前而後，由內而外。在做按摩之前，先摩擦兩手令熱，如此按摩效果方大。首先將拇指指背搓熱，按摩眼眶，而後依次搓掌按摩臉部、額部、頭部、後頸、兩肩、兩臂、胸部、腹部、背部、腰部，而後兩腿、膝蓋、小腿、脚背。按摩時關節、胸、腹及腰部不宜用抓的方法，最好以摩擦的方式行之。

此一按摩方法，不管對於初學或久修都有相當的益處。在打坐中身心會產生清淨之成分，如果能充分按摩自能為身體所吸收，對身、心有極大之助益。而且按摩能使身心感到調和舒暢，幸勿輕忽。在按摩時，若注意力能集中在手上，心不散亂，能對定境有所助益，且更有效果。

在起坐之時，切勿急躁，否則細法未散，令人身心不適，影響以後打坐煩躁不安。

㈣其他輔助動作：

一個修習禪定的人，於打坐之後或平常時間，可以做一些養生之運動——如太極拳、瑜伽術等動作，但不必一味深入，將之做為禪定的輔助加行即可。

三、調息法及其理論基礎

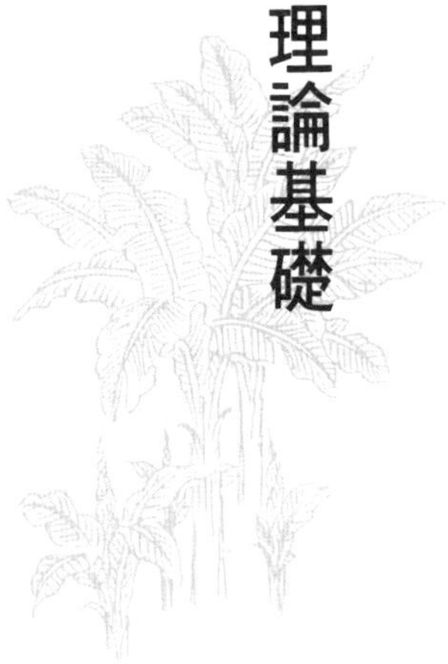

打坐的調和過程，由粗而細，先調身，次而調息，最後調心。出定之時，先動心、次動息、再動身。就如同一個運動員做激烈運動之時，先要做暖身運動，否則易造成運動傷害。而習禪之人也須注意次第，否則可能造成「靜坐傷害」。本節要討論的，即是呼吸的調和。

呼吸對人類有極重大的影響，良好的呼吸方法使人身體健康、生命延長。所以任何養生的流派，如佛教、道教、印度教以及武術家等，都很重視呼吸法，而且皆有其獨得之秘。可見呼吸對人生確有極重要的關係，但平時吾等卻大都沒有察覺其存在。

呼吸雖然是自動機能，但是基本上還是受到心靈的影響，即所謂的「心息相依」。佛典以「六入」稱呼我們的六種根本感官，即眼、耳、鼻、舌、身、意。此六種感覺器官接觸到外界的事物，會產生感覺作用，呼吸會由於六入之間的相互關係而產生不同的變化。而良好的呼吸習慣也會影響到心理的感覺，兩者相互影響，相互依存。

呼吸除了換除肺部的空氣之外，也擔負著血液循環的工作。如果呼吸淺而微弱，不但易使氧氣不足，也無法將二氧化碳完全排出體外，使氣血不暢，影響身體細胞的功能與生命力，導致疾病的產生。

兒童的身體極其柔軟，其呼吸亦深，充滿了生機。但逐漸長大成人之後，身體變得愈來愈僵硬，呼吸也愈來愈淺，其生機也就愈來愈不蓬勃了。呼吸影響到自律神經、荷爾蒙、淋巴腺及各臟器間的關係，我們對呼吸應多做了解。

在打坐中的呼吸，最好以鼻子做爲出入而不要用口。鼻是專司呼吸的器官，而且鼻孔有毛，能夠過濾灰塵與微生物，所以打坐之時宜閉口以鼻呼吸。

入禪定的調息方法有四種外相，叫做風、喘、氣、息，簡述如下：

一、**風相**：打坐之時，鼻中之呼吸，出入有聲，自他都能聽聞，叫做風相。這是一般人呼吸較粗重者所成的現象。

二、**喘相**：打坐之時，雖然沒有聲音，但是呼吸出入不暢、結滯不通，叫做喘相。

三、**氣相**：坐時雖然無聲，也不會結滯不通，但是呼吸尚粗，出入不細，叫做氣相。

四、**息相**：坐時無聲，也不結滯，出入不粗糙，呼吸綿綿細長，若有若無，神思安穩，心情愉悅，是爲息相。

此四相中，前三者爲不調相，第四者息相爲調相。智者大師說：「守風則散，守喘則結，守氣則勞，守息則定。」顯示前三者並非坐時恰當的呼吸，但是心境逐漸安定之後，則能調爲息相。

普通人每分鐘呼吸次數爲十六次至十八次，一天有二萬三千多次以上的呼吸，前三種風、喘、氣三種不調之相約略與之相當。但是經由修行之後呼吸會愈來愈細長，達於若存若無的階段，而成為息相。風、喘、氣三者若依之作為修心的對象，比較難以入定。一個修行人當細心調適。

調適的方法如下：一、在打坐之時要安心入座，不要為其他事所困擾，如此則心較不會亂想。二、衣物要寬鬆，不要縛住自己的身體，襪子、手錶、眼睛等宜除去，腰帶、領帶等應鬆掉。三、身體要做柔身動作，使關節、身心通暢。四、吐出濁氣，觀想氣息遍諸毛孔，出入通達無礙。五、令心細緻不粗糙，則呼吸自微，呼吸調順，則眾患不生，心思易定。總而言之，要使呼吸出入不澀、不滑，綿綿細長，是為調息之相。

呼吸，依據其所達之處的不同，而分成以下數種：

一、**鼻息**：靜坐之時以鼻納息，以肺呼吸，乃是最基本的方法。一般人呼吸的速度是每分鐘十六次至十八次，每天約有二萬三千次的呼吸。以肺呼吸乃是以肺的自動功能，依其規律的運動壓縮而使空氣出入成爲呼吸。

修習禪定的人，主要是使心調柔，所以筆者不主張以控制呼吸的方法修習。以注意力控制呼吸，會影響正常的呼吸速度，速度太快，頭會暈眩；若太慢，胸口有壓力、會發悶。如有頭暈或胸悶現象，不太嚴重時，可以放鬆與自然調整呼吸來處理；但如嚴重時，可將口微微張開，氣息長時任長、短時任短，自然調整氣息，自能恢復正常。

二、腹息：此時呼吸的重心不在肺部，而在小腹。此時呼吸已逐漸的深長，逐漸通過橫膈膜，到達丹田，即所謂的「丹田呼吸」。學者不宜勉強以壓制的方法，將吸入的空氣逼入丹田（臍下四指之處），這樣的氣息較粗效果也較差。如果學者能夠一心打坐，心漸凝然，自然呼吸會變得細長，若有若無，氣息自然的就越過橫膈膜而達丹田了。

依據筆者之教學經驗，一般情況，若不用控制的方法，只一味的數息，在二週以後，氣自然沈爲腹息了；如果有意控制反而效果不彰或有副作用，這是息依於心的道理。呼吸沈入丹田之後，學者的身心開始逐漸改變，身體感覺輕鬆舒適，呼吸愈來愈綿細，愈來愈深長，精神充沛，心靈也較寧靜。這時身心的精華能發於身體，容光煥發精神安詳，細胞逐漸充實，皮膚也會較有光澤。

三、湧泉呼吸：靜坐已得初步的輕安，心已漸漸凝靜，此時氣息細微，不覺鼻中有氣息出入，此時脚底湧泉或脚踵會有如呼吸時的脹縮情況；莊子所謂：「聖人以踵呼吸」，正是此等狀況。此呼吸純由心的微細凝然，自然造成息的深細。

有些行者以爲湧泉穴有微細的跳動，名爲湧泉呼吸，這是不完全正確的看法。大部分行者，其湧泉若感到微細的跳動，只是因爲身體的氣機運動至脚底而已，離此階段尚遠。以踵、湧泉呼吸乃是此二部分有呼吸之實際覺受與實在。此時身體機能已轉換至極佳的狀況，諸病漸難侵入，身心精力充沛，有快樂的覺受了。

四、毛孔呼吸：毛孔呼吸乃人類所具有之本能，人類本爲兩棲類動物之演化，所以應具有毛孔呼吸的本能。但由於時空的轉變，乃失去了這種優良的本能。因此只要經由心靈的鍛鍊，此種本能又會被喚醒。《瑜伽師地論》嘗云：

「入息出息有兩種地。何等為二？一、粗孔穴，二、細孔穴。云何粗孔穴？謂從臍處孔穴乃至面門、鼻門、復從面門、鼻門乃至臍處孔穴。云何細孔穴？謂於身中一切毛孔。」❽

做到毛孔呼吸時，全身毛孔皆能作爲呼吸交換的器官。到此時身體機能已全部被喚醒，回復到具有嬰兒未被後天環境所傷害的生命能力了。人能用毛孔呼吸時，身體的機能代謝已經極微，不會有明顯毛孔排汗的現象，心思已極凝靜。

有些藏密行人以爲靜坐時，用毛孔呼吸，易受外感，又不容易控制。所以，西藏修行人有用牛骨油塗擦皮膚，以減少毛孔呼吸。筆者認爲並非確論，因爲至毛孔呼吸時，身心已有極好的防護力量，不大可能遭受外感，也不會難以控制，只是隨著心意識的轉動而有微量代謝，以毛孔獲得空氣來支持身體所需的能量而已。而以牛骨油塗身並非高明的方法，徒使身心的潛能無法全然發揮。至於發出酥味，也正是身心未寂靜的顯示，因此，筆者不能同意其理論與方法。另有可能是其對毛孔呼吸有不同的定義，與本書所述之層次不同。

五、胎息：以喻胎兒在母胎，不用鼻孔呼吸而以與母體相連的循環系統呼吸的方式。當胎兒出生臍帶剪斷哭出聲音時，已轉入後天的呼吸了。仙家講「凡息」已斷，「眞息」始現，「眞息」既泯，「胎息」方顯。功至「胎息」就能「返本還原」，如嬰兒在「母胎」一般。在道家此時已達到先天氣的階段，此後方能有所謂的「轉河車」與「週天」，在此以前若有轉動皆是假通。修行禪定者其主旨在開啓般若正智，並不必將之視如丹家的重要，但亦可達此狀況。

行者於未到地定時，失於欲界身的覺受，凡息已斷。於初禪時，色界清淨四大，依欲界身中發十六觸次第而生，五輪五大自安其位。《金光明經》所謂：「地水二蛇，其性沈下；風火二蛇，性輕上升。呼吸自不在內，此時以宇宙爲母胎，與之同步呼吸，自體爲嬰兒，返老還童，定慧漸顯，身心平穩，另有一番風範。」

六、**斷息**：修習至四禪階段，行者定心寂靜，雖對衆緣，心無動念，又名「捨俱禪」，「不動定」。此時定心安穩、出入息斷，心如明鏡，如淨水無波，此時已不需要任何氣息維持生命狀態，生命現象已全然停止、心臟亦停止跳動，宛如死屍，但其身心依然含蓄有生命的機能。

在四禪以上的修行者皆可斷息，他們依據意識活動的大小可自宇宙中獲取能量維持生命，此時已全然不需以氣體作粗的能量供應，而可由光能或自體化合產生，且愈高層的禪定愈不須要外來的能量。如佛世時，許多阿羅漢幾百年後方出定，玄奘大師所見入定二百年之羅漢及現代的高僧廣欽老和尚等皆是實例。而至九次第定後則已完全自主，不需要外來的能量，且能自在轉化宇宙之能量了。

四、入定調心的理論與方法

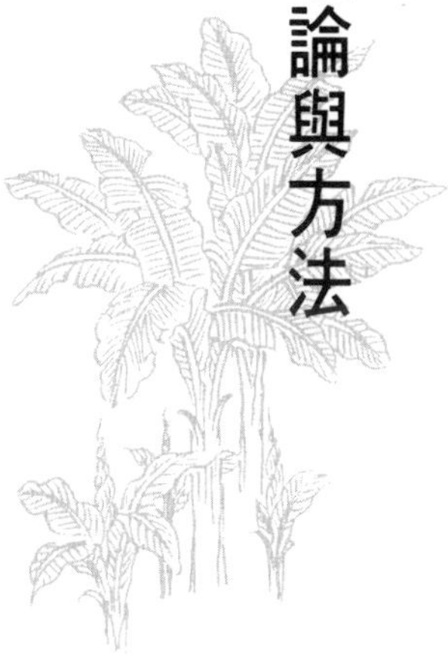

初習禪定之人，心中難免有許多妄想無法去除，當善用方便，使之鬆緊得當，安住正念，即能速得入道方便。有些行者每每發覺，未習禪定時，沒有什麼妄念，反而打坐之後感覺妄念紛飛，以爲打坐出了問題，這實在是誤解。

並非妄念增多，而是因爲平時心緣外境，未注意到自身的妄念，而今攝心內觀，便能細察妄心的起滅，如是而已。譬如：自家門前有一混濁的流水，平時不注意，所以沒有察覺，當有一日仔細觀察，才覺察到它的混濁，並非過去不混濁，直到看時才混濁，其實是平時未嘗注意的緣故。若能察覺心中的妄念而起對治，便是修習禪定的第一個步驟了。

入定調心基本上要注意二要點：㈠是調伏妄想亂念，不使越逸；㈡是調和浮沈之相，並使心的寬急鬆緊得所。入定調心須要有方便作為依止；當然亦有上根利器，立斷頓超不假方便無所依據，但這種人畢竟只是特例，並不能代表常態。而調心方便即是調心時所使用的方法，其理論是，一般人妄想紛飛不能返本歸源，所以必得先用一種正念將此妄念回歸使之止息，而後再以此定力起觀照的作用，超脫生死的藩籬。如果不用方便，則妄念亂飛，根本無從把捉。心都無法安住定止，更別說是起觀照的慧用，而達解脫了。

以下略談「調心方便」：

調伏妄想亂念，不使越逸

即依於禪定正法，提起正念，使正念有力，妄念消散；即將正念逐漸加強，妄念自然漸弱。使心如好馬一般，能自在駕御；也如好牛，不犯人禾稼，久久自能入道。禪定的方便，如數息觀、不淨觀、因緣觀、慈心觀、念佛觀等五停心觀及四無量心、十六特勝、六妙門、八背捨、一切處，還有諸大乘三昧等皆是。本書依據佛陀與歷代菩薩、大德的經驗及自己微小的體會，特別以數息觀作為初入門的途徑。

調和心念浮沈之相，使自心寬急鬆緊得所

何謂沈相？即是坐禪之時心中昏暗、無記，頭部常不自覺地低垂，或甚至頻打瞌睡，這就是沈相。何謂浮相？如果坐時心思飄動亂想，身體亦不安定，妄念紛飛，正念不起，是為浮相。

對治浮沈之相有一個根本原則，就是以身體的正中心際兩乳之間作為分界點，心如果有沈相產生，則當攝念，使之置於心輪之上，如繫緣於鼻端、眉心、髮際等，使

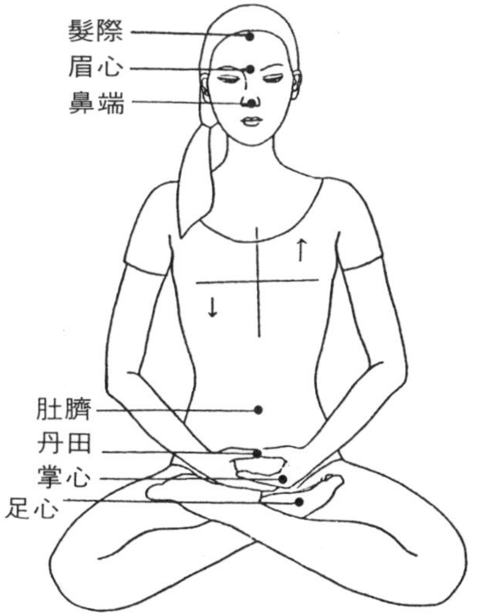

圖二十六　對治浮沈之相，是以身體的正中心際兩乳之間作為分界點。

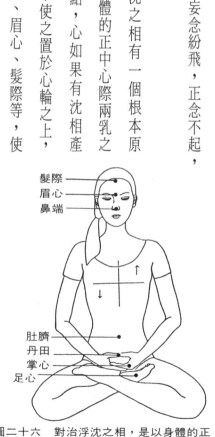

心安住在上述的一個定點，不使分散，這樣可治沈病。如果爲浮相，則當安心向下，如臍、丹田、掌心、足心等，心安住於此緣能制諸妄念，心則易於定住、安靜。簡示如圖二十六。

何謂鬆緊之相？心相鬆者，是由於在打坐之時心思不夠明利，心念漫遊過於逸散，這樣子身體容易萎頓不起，毫無精神，有時口中流涎，有時心中晦暗不明。此時應當收斂身心，調直身體，使意念明晰，並將心念安住於所使用的方法正念之上，將身體調整使筋骨節節相拄，自然安住。

心相過緊者，爲打坐之時心情太急，功夫用得太猛，心中希望早得定境，這樣子氣息會直衝向上，導致胸悶急痛。此時應當身、心放鬆，觀想氣息向下流注，或微微張口，氣息長時任長，短時任短，讓它自然調節，身心自能調和。

修行入定本是由粗而細由外而內，因此行者應當先整理外在的環境，使之不成爲入定的障礙。身、息、心三者，以身爲粗，息次之，心最細，所以行者應以善巧方便，調粗就細，令心安靜，此乃入定的初步方便。

行者在坐中，不管時間的長短，在攝念用心時都應當體會身、息、心三者的調與不調之相，務使身體不致寬急、偏、曲，或高低不正。若有所覺，即隨之調整，使之安穩，平直正住。氣息不調之時，有時風喘、氣急或身中脹滿，也要隨宜對治，使息道自然綿綿細長，若有若無。而心的浮沈與鬆緊，也當應用前述的方法，調節使之適中。以上三者在坐禪之中，出現之時無分前後，有不調時，隨即調適之，使坐中身、息、心三者調和，則必能除遣身體的疾病、宿患，使心情愉悅，而障礙不生，定道可成。

註釋

❶《大正藏》，冊二五，頁一一一，No.一五〇九。

❷同上，冊五四，頁三五三，No.二一二八。原文為：

「結跏趺坐，略有二種：一曰吉祥，二曰降魔。凡坐皆先以右趾押左股，後以左趾押右股，此即左（《大正藏》作右，應作左）押右，手亦左居上名曰降魔坐，諸禪宗多傳此坐，若依持明藏教瑜伽法門，即傳吉祥為上，降魔坐有時而用。其吉祥坐，先以左趾押右股，後以右趾押左股，令二足掌仰於二股之上，手亦右押左，仰安跏趺之上，名為吉祥坐。」

❸同註❷。

❹同註❶。

❺此乃近代禪門高僧虛雲老和尚「坐禪須知」中所開示，轉引自釋聖嚴著《禪門修證指要》（台北，東初出版社，民七一年三月，再版），頁二三八。

❻張澄基譯《密勒日巴傳》（台北，慧炬出版社，民七四年十二月，三版），頁一七八。

❼智者大師《釋禪波羅密》（台北，中華佛教文獻編撰社，民七〇年十一月，初版），頁七四。

❽《大正藏》，冊三〇，頁四三〇—一，No.一五七九。

第六章 坐禪的方法及其理論

一、數息觀

數息（梵語ānāpāna-smṛti），中文譯為阿那般那觀、念阿那波那，或安般，或作安般守意、持息念等。阿那（āna）是遣來之義，即為入息；阿波那（apāna）是遣去之義，即為出息。《俱舍論》說：

「阿那者，謂持息入，是引外風令入身義。阿波那者，謂持息出，是引內風令出身義。慧由念力觀此為境，故名阿那波那念。」❶乃五停心觀之一，即數出入息。攝心一境，以對治散亂而入正定的法門。

《雜阿含經》卷二十九云：

「爾時，世尊告諸比丘：『當修安那般那念，若比丘修習安那般那念，多修習者，得身止息及心止息，有覺有觀，寂滅純一明分想修習滿足。』」❷

數息是入道的第一步。佛經中亦常說阿那波那是三世諸佛的入道初門，所以釋迦牟尼佛，初至菩提樹下，欲習佛法時，即修學數息法門。《太子瑞應本起經》卷上說：

「端坐六年，形體羸瘦，皮骨相連，玄清靖漠。寂默一心，內思安般，一、數，二、隨，三、止，四、觀，五、還，六、淨。遊志三四，出十二門，無分散意。」❸

又如龍樹菩薩的高足提婆菩薩降伏外道之後，諸人敬信，度人不可稱數。當時齊集在家、出家的七衆弟子及刹帝利、婆羅門等，在大衆中昇師子座，說偈曰：「佛說甘露門，名阿那波那，於諸法門中，第一安穩道。」可見古來菩薩大德對數息法的重視。

數息與不淨觀古來同稱為「二甘露門」，是佛教中成就解脫者最多的方法。《俱舍論》就說：「入修二要門不淨觀、息念」❹可見其重要性。甘露（梵名amṛta），或云阿蜜㗚多、不死、不死液等，原意是「能達不死之位」，或表示「不滅」的意思。這是古時印度的傳說，以為是諸天的不死飲料。佛教也引用了這個說法，將之提升為「法味甘露」，如《注維摩經》卷七中所說：

「諸天以種種名藥著海中，以寶山摩之令成甘露。食之得仙，名不死藥。佛法中以涅槃甘露，令生死永斷，是真不死藥也。亦云『劫初地味甘露。食之則長生。佛法中則實相甘露養其慧命，是真甘露食也』。生曰，『天食為甘露味也，食之長壽，遂號為不死食也。泥洹是不死之法，故以諭焉。』」❺

並引申有甘露道、甘露法雨、甘露門的說法。在佛教中所謂的「二甘露門」——數息觀、不淨觀即是兩種最能夠達到修行道果的法門，可見這兩種觀法的重要性。

禪法是一種生命的學問，而不是普通的技藝與知識，所以對於初學禪法的人，入門之時極爲重要，在根本上筆者認爲入門的禪法，必須以安全、簡易與有效作爲選擇的基準，而數息法正符合這個要求。不淨觀也是極爲奧妙的法門，但是帶有一些危險性。如果一個生性悲觀的人修學不淨觀的話，可能產生更爲厭世的狀況，佛世之時就有人因此而自殺，而且與數息觀比較起來也較不符合現代社會需求，修法也不夠簡單。因此，在禪定的基礎課程上，筆者主張使用數息觀來作爲修習的法門。

數息觀的成就有六種相，一般稱之爲「六息念」或「六妙門」，其名目如下：一、數（gaṇanā），二、隨（anugama），三、止（sthāna），四、觀（upalakṣaṇā），五、轉（vivartanā），六、淨（pariśuddhi）。《大毘婆沙論》云：「此持息念由六因故應知其相：一、數、二、隨、三、止、四、觀、五、轉、六、淨。」❻，而《俱舍論》中亦說：「此相圓滿由具六因：一、數、二、隨、三、止、四、觀、五、轉、六、淨。」❼。

在智顗大師的《法界次第初門》中，曾對此六相作了解釋：「今之六法，前三是定，後三是慧。」❽而對所謂的「六妙」解釋道：「此六通言『妙門』者，涅槃爲妙門：謂能通六法，次第相通，能至眞妙泥洹，故云：『妙門』。」❾所以六妙法門前三屬止，後三屬觀，同是定慧法門，能使衆生得至涅槃解脫的妙法。

關於數息觀的六妙法門，智顗大師曾將之整理會通爲十種「六妙門」，但這十種六妙門對初學者而言太過繁複，因此，本書僅採其中最爲常用的「次第相生六妙門」作爲教法。智顗大師十分重視六妙門，在《釋禪波羅蜜》卷七中可以得知，他說：

「三世諸佛，入道之初，乃是以六妙門為本，如釋迦初詣道樹，即內思安般，一、數、二、隨、三、止、四、觀、五、還、六、淨，遊止三四，出生十二，因此證一切法門，降魔成道。當知菩薩，善入六妙門，即能具一切佛法，故六妙門即是菩薩摩訶衍。」[10]

次第相生乃是入道的階梯，也是行者依據次第循序漸進修持的法門，對於初學者而言最爲穩當，以下分別解析六門：

數息門

行者調和氣息使之不澀不滑，安詳而數，名爲「修數息」。息有出入，亦有息相，即所謂的風、喘、氣、息四種相。數風則散，數喘則結，數氣則勞，數息則定。行者在坐中應當心思安定，使氣息綿綿若存若亡，無聲、不結滯，安詳而數自然容易入定。

數息的方法，在《瑜伽師地論》中亦有如下的記載：

「云何名為算數修習？謂略有四種算數修習；何等為四？一者以一為算數，二者以二為一算數，三者順算數，四者逆算數。」[11]

何謂「以一爲算數」呢？即不管數出息或入息，如以入息爲第一，則出息爲第二，輾轉數至第十。何謂「以二爲一算數」呢？即是「入息出息說名為二。」⓬總合二種數法為一個數目字，依此而數。數出息時，即出息、入息為一個數字；數入息時，則入息、出息為一個數字。順算數，即不管以一為一數或以二為一數，順次由一輾轉數至十。逆算數，即由前二種算數，逆次由十、九、八、七等數至一。

在基本上，筆者比較不贊成合二者數法合一，因為這種數法較難入定，且易滋生弊端，智顗大師亦說：

「即用三師所論，皆不許出入一時俱數。何以故？以有息遮病。生在喉中，猶如草葉，吐則不出，咽則不入，此患生故。」⓭如果出、入同數，易生喉病，行者數出息時只數出息，數入息時只數入息，不要同時俱數。以下就數息方法再作討論：

㈠順算數：行者數息輾轉遞次增加由一至十，名為順數。若數不滿十，名為減數，若至十以上，名為增數，增、減之數都不是得定的方法⓮。如果從一至十，中間沒有缺失，名為數法成就，或稱滿數；反之，如果心中有不定散動，數法則亂，所以從一數至十能使行者迅速察覺心的散亂。

如果只數一個數字，一數目中沒有任何的間緣，心如果有異動，我們並不容易馬上察覺。所以只緣一息或少息，並不能除掉心中的亂想妄念。數目在超過十時，由於十以上的數目，有二個音節，因此一心必須觀照二個數目字，則心易分散爲二，徒然增加散亂，所以名爲「增」。我們要了解，數息時只是以微細的心念，以息來記數作爲入定的方便而已。

數息並非氣功吐納法，所以並不需要控制呼吸；人類的呼吸是與生俱來的，除非入四禪以上的定境，否則呼吸是不會停止的。所以我們在修數息法時，千萬要體會：呼吸本是一個客觀的存在。就像路上的汽車一般，你只是看著它，心中安靜的數著，並不需要注意呼吸，呼吸才會存在，當然在數息中還是會有呼吸的變化，那是因爲心的變化而導致呼吸轉細而已，不需去控制它。

在數息時，心中所專注的只是數目字，並非身體上的某一點，如鼻端或丹田等，我們只注意數息的數字，其餘不管，否則心繫數緣，便難以修定了。

數息有數出息與數入息，各有其特色。數出息時，鼻中每呼出一息，則數一個數字，從一至十安詳反覆的數下去。此時，如果中間的數目字斷了，而未數到十時，再從一數起。如果一時忘緣，數超過了十，只要一覺察到便馬上再從一數起。數出息，適合於初學，這種數法氣息比較不易急躁，身體也不會有脹滿的感覺，身心比較輕利，易於進入三昧。

一般而言，平常人的出息較長入息較短，所以數出息注意力較容易集中。現代社會的空氣污染嚴重，臺灣尤其慘不忍睹，數出息對身體比較有潔淨的作用。但數入息，也有其好處：一、因爲隨著呼吸的內斂，易於入定；二、容易斷絕外境的干擾；三、易見體內三十六物，產生內視的現象；四、身力輕盛，較能增強體力；五、內息殷實能夠息諸貪欲瞋恚。所以數出息、入息各有其好處，讀者可隨宜用之。但初學者仍以數出息爲宜。

㈡**逆算數**：人類很容易養成習慣，當一種行爲變成慣性之後，他的行動也就成爲自然而無意識了，數息也是如此。數息本是將意念專注在數目上面，但在有些情況中，可能會變成習慣性的數法——在妄想紛飛中，照樣數息，此時即爲過於寬、鬆之相，宜提起注意力專注數息即可。但當這等方法也失敗時，可改爲逆數。逆數只是將數息從順數的一、二、三、四……至十，改爲從十倒數九、八、七、……至一而已，因爲習慣的改變，而使注意力再度集中。數出息或入息則與順數所討論的相同。

㈢**勝進算數**：如果行者於數息中已經極爲純熟，可將兩個出息入息合而爲一，即一出一入再一出一入計爲一個數字，如此轉從一算至十。而後漸增，乃至以十個呼吸爲一個數字，以百個呼吸爲一個數字，依然從一至十而數。如此修習心無散亂，名爲「勝進算數」⓯。但是如果在修習當中，其心散亂，還要從頭數起。這個方法並非必要學習，如果定力純熟也可轉學其他禪法。

數息之相又有兩種，一爲修數，一爲證數，簡述如下：

㈠**修數**：如果行者數息從一到十，氣息已調，數息安詳，攝心在數，心不馳散，名爲修數。

㈡**證數**：行者如果察覺此心可以任運從一到十，不加功力自然而數，息相虛微，心神安住。此時感覺心相漸細，而數息的心念太粗，不想再數，這時行者應當放數修隨。我們修學數息法門，以數息爲正念，餘念爲妄念；剛開始時數息心念較細，以之慢慢統攝諸般妄念，但到最後心念漸細，反而感覺數息的念頭爲粗了，這時要棄數修隨了。

隨息門

行者心念漸細，能一心依隨於息的出入，攝心在息，知道息的出入長短，心住於息，意無分散，名爲「隨息」。行者雖然於數息中心念已漸明細，但是禪定未發。此時如果繼續存思於數目之中，難免心中仍會有起念，所以要棄「數」修「隨」。

心依於息，入時知入，出時知出，長短冷暖都能了知。如果心思微細，安靜不亂，覺息長短，徧身出入，心息能夠任運相依，意念恬然凝靜，感覺「隨息」爲粗，宛如人疲倦欲睡，不喜別人打擾，亦不樂做諸事，這就是所謂的「證隨」，也稱爲「隨相應」，應當捨「隨」修「止」。

修學隨息法門能引發十六特勝，所謂「十六特勝」又名「十六勝行」。即所謂一、知息入，二、知息出，三、知息長短，四、知息徧身，五、除諸身行，六、受喜，七、受樂，八、受諸心行，九、心作喜，十、心作攝，十一、心作解脫，十二、觀無常，十三、觀出散，十四、觀離欲，十五、觀滅，十六、觀棄捨等。

「六妙門」與「十六特勝」兩種禪定大意相同。但是「六妙門」是從廣博度發展，而「十六特勝」則表現了以單一法門作深入的發揮。這是兩者不同之處。

止門

息心靜慮名之爲「止」。

行者雖然以隨息的方法，而致心安明淨，但是定猶未發。如果還心依於隨，則會有些微的亂想，此時應當捨「隨」修「止」，自然能達澄靜安穩。此時息諸緣慮，不念數息、隨息、凝寂其心，名爲「修止」。修止之中多用制心止（凝心止），即制心使之息諸緣慮，不念數隨，凝靜其心。如此久久自然與止相應，斯時自覺身心泯然入定，不見內外相貌，如欲界定或未到地定等所述的禪定境界，定法持心任運不動，此時名爲「證止」，或名「止相應」。

一般宗教修學至此就以爲是三昧成就，安穩快樂，可以至解脫之地，但在佛法卻不認爲如此。此時當思，今此三昧雖然爲無爲寂靜安穩快樂，但是沒有智慧方便，不能超越生死；復起此念：這些定境，都是因緣所生，爲五陰（色受想行識）、十二入（六根、六塵）、十八界（六根、六塵、六識）和合而成，皆屬虛幻不實無有自性的，何以如今尚不能夠察覺法界的實相？現在應當當下明照。作此念時，即能脫定境安樂的染著，現起智慧觀察分別，否則沈溺三昧定境的喜樂，沒有慧觀，如飲禪定的醉酒，無法再繼續走向解脫大道。古人或謂「太平禪」、「冷水泡石頭」、「鬼窟裡作活計」多指此輩。能起慧觀分別，離於靜止安樂，方是大丈夫。

觀門

分別推析之心，名爲「觀」。

行者雖因修止，而證得諸般禪定，但是解慧未發。如果繼續安住在定心之中，則有無明昧著的乖誤，所以須要推尋檢析所證的禪定，此中多用實觀四念處等禪法。若能夠觀心分明，則知五陰虛誑破諸顚倒。

何謂「修觀」？行者在定心之中，以慧分別，心眼觀察，觀此身中，細微出入息相，如空中之風，來去不住；皮肉筋骨身體內臟等，像芭蕉一樣中空不實，內外不淨；復觀定中，喜樂等感覺，都有破壞之相，不能永遠保有，是苦非樂；又觀定中的心識，剎那不住，無常生滅，無有安立之處；一切善惡諸法，都屬因緣所生，無有自性。如此觀時，能破除對身、受、心、法四種現象執為實有的顛倒見。此際，不得人我，定亦無有依處，名為「修觀」。

當如此觀察時，行者會察覺出入息徧諸毛孔，心眼開明，內視發生，徹見身體的三十六物⑯，及身上諸般蟲菌，內外不淨，衆苦逼迫，剎那變易，一切諸法，皆無自性。此時，心生悲喜無所依恃，得四念處（觀身不淨、觀受是苦、觀心無常、觀法無我），破四顛倒（執著凡夫有淨、受樂、心常、有我），名為「證觀」又名「觀相應」。此觀相解境發生，心緣觀境，能分別破析，但是覺念還是流動不已，亦非眞實之道，應當捨觀修還。

轉門

轉心反照，名之為「還」。

行者雖然勤修觀照之法，但是眞正的智慧並未開發。如果以為有「我」能觀，評析破除顚倒，則計我為實有的疑惑，還是會附同於觀境而生，這樣就與一般宗教的世間禪定無異了。所以說：「是諸外道，計著觀空智慧，不得解脫。」⑰，如果察覺此患，即應轉心，反照能觀的心；一旦知道能觀的心，也是虛誑無實，則附於觀上執我的顚倒也會消除。

所謂「修還」，即是知道觀從心生，如果一味隨從解析境像，就不能夠會本還源。應當反觀這個能觀之心，從何而生？它是從觀心而生？或從非觀心而生？如果從觀心中出生，即以前即有觀，但現在卻非如此，為什麼呢？因為在以前的數息、隨息與止三者當中，並沒有觀的存在。如果從非觀心中出生，則不觀心，是滅而生或不滅而生？如果是不滅而生，則同時有兩心並立；如果是滅後而生，即滅法已消失了，不能生起現在的觀法。若言亦滅亦不滅生，乃至非滅非不滅生，皆不可得。

以上只是佛法中破除自生、他生、無因生等等不眞實見解的論理方式而已。最主要者是在反覆推尋能觀之心，結果發現此能觀之心本自不生，不生所以不是眞實的存在，不有即是空，以空故實無觀心可得。反本還源，本無觀心，豈有觀境，境智雙亡，這就是還原的要旨，以上是爲「修還」。

此時心慧開發，不加功力，任運自然，能夠無礙的破析而返本還源，是名「證還」亦名「還相應」。既與還相應，行者此時當知：「若離境智，欲歸無境智，不離境智縛，心隨二邊故。」⑱眞俗二諦並無絕對的分別，返本還源，而不能立於脚下跟頭，亦難向上一著。此時應當棄捨還門，安立淨道。

淨門

心無所依，妄念不起，名之爲「淨」。

行者修還之時，雖然能夠破除「觀門」的顚倒，但如果眞實智慧未能開發，而住於無有能所之境，即爲住於「受念」之中，此時能令心智穢濁覺知不起。如果能夠不住不著，泯然清淨，因此眞智開發，即斷三界結使煩惱，而能證道。

所謂「修淨」，即是知一切色法清淨故，不起妄想分別，受想行識亦復如是。息妄想垢、息分別垢、息取我垢，是名修淨。如果能夠心如本淨，即爲修淨。亦不能得能修與所修，淨與不淨，是名「修淨」。

作是修時，忽然之間心慧相應，無礙方便，任運開發，三昧正受自在禪定，心無依恃。此從相似證得無漏道慧得法眼淨，見諸法實性，乃至九次第定得俱解脫三界垢盡，都可名爲「證淨」或「淨相應」。

以上是爲數息六妙門之梗概。

二、止法

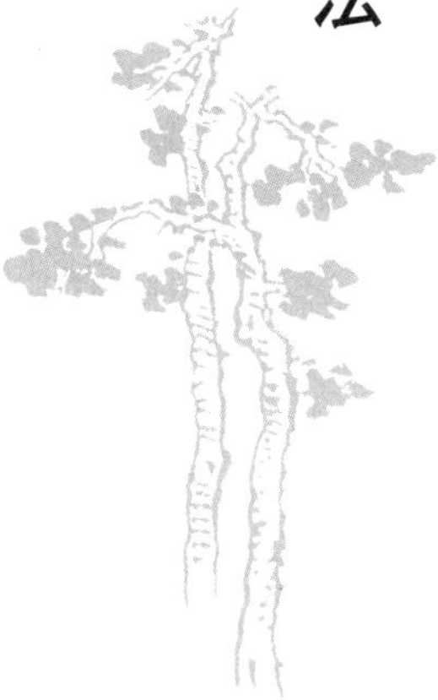

止名制止，諸想止息名爲「止」。心起制之，不令流動，故名爲制·，專心定志，息諸亂想，故名爲止。以下介紹三種止法。

◉繫緣守境止

繫心在鼻柱臍間等處或身外的一物，不令馳蕩，名「繫緣守境止」，即是繫心一緣，安止於彼，使心念不起。這種修持方法不只佛教有，道教修持法尤其盛行，其所謂的「守竅」，就是使用這種方法。我們可將之分成下列幾項討論：

㈠**繫心於身體的某一部位**：身體的每一部份皆可作爲繫心之所，但一般都繫於頂上、髮際、鼻柱、臍間、地輪、掌上、足上等七處，其餘各處如脇肋等處較難安心所以不繫。

繫心的要點，亦以心輪作爲分際，昏沈重者，繫心於其上；散亂重者，繫心於其下。但是繫心之止，只是方便隨宜使用，做爲調心之法，若欲用此法達解脫的境界，還需另有觀慧。

⑴繫心頂上：如果行者心念沈昏多睡，可安心頂上。但千萬注意不可存想過久，若存想過久，則令人氣往上湧，易得風病，或如得神通身體欲飛，而腦部也容易充血，使血壓升高。因爲有以上這種缺失，所以不可常用，用亦不可存想過久。

⑵繫心髮際：此處髮黑肉白，黑白分明，心念最易安住。有時繫心於此會發起本具的白骨觀，見白骨流光等狀況。但是如果存想過久，眼睛好往上看，有時會見到黃、黑、赤、白等種種光色，如花如雲一般，

有種種相貌，令行者情思顚倒、心中執著，也會有血壓升高的現象，所以也不宜常用。

(3)繫心眉間：此處在兩眉之間，亦是黑白分明，容易繫守，也如繫心髮際一般，能扶起本具白骨觀的修習，見白骨流光諸事，有時亦可見白毫放光等相貌，但皆是虛幻之相不可執著。

道家最重觀此，以此爲玄關所在，外、內丹交流之處，而此處亦是眼通易於開發之所，但最易起幻相，修此務必有「見一切諸相非相」的堅決見地；且此法亦有如上述二法易致虛火上升，血壓升高之缺點，不宜常用，亦不可久住。

(4)繫心鼻柱：鼻是風門，觀此能察覺出息入息念念不住，易悟無常之理，亦能扶助本有安般的修習，心靜時能發諸禪定。在禪宗亦有「但觀鼻頭一片白」的修法，但此已涉及觀的範疇，而非純粹的繫緣止了。

(5)繫心於臍：繫心於臍，能除諸病，有時易見身體三十六物，發本具隨息十六特勝等禪。胎兒呼吸在臍，是胎息出入之所，亦可名爲氣海

（一般謂丹田為氣海）或為中宮，道家所謂的「眞人潛深淵，幽遊守規中」亦有深意爾。

(6)繫心地輪：地輪或謂海底輪，為臍下四指（三吋），一般所謂的丹田（在或丹田正下）之處。心繫於此，氣隨心下，則四大調和，五輪得所，能扶本習所修諸般禪定。修習不淨觀者，多從下觀起，因此繫心於此，有時能發起本習的不淨觀門。

此法對身心雖然有利，但古來傳言對婦女行者有禁忌，謂婦女因生理結構的關係，不能繫心海底，否則容易引起血崩。這雖然並無現成的證據，但筆者亦建議婦女避免運用此法。另外身體或神經太過衰弱者，亦不宜運用此法，免得產生精華下洩的問題，此點須與有經驗與學養的師長討論。

(7)繫心掌上：行者打坐多結定印，此時兩掌疊於脚上，或以右掌在上（法界定印）或以左掌在上（降魔印），不管何者，皆繫心在置於上方的手掌掌心。如果未能清楚的掌握其感覺，可以手指輕點於存想之處，較能掌握。此法不將注意置於身體的重要部位，安全度較高，而氣息亦可下沈，能達四大調和之效。

(8)繫心足上：行者心繫於跏趺於上方一脚的足心，繫心於此，氣息隨宜向下，則四大調和；尤以修習不淨觀人，多從下起觀，因此繫心於此，或能引發宿昔本修不淨觀門。而婦女不宜繫心於臍、丹田之處，可改於掌心或足心。

㈡**繫心於身內的脈輪或竅穴**：心念繫於體內的中脈輪（身體前後左右之中心的脈結，一般有密輪、海底輪、臍輪、心輪、喉輪、眉心輪與頂輪七個輪）皆可用爲止心的對象。而道教多有守竅的方法如守靈台、命門等穴，在此不擬詳述。

㈢**繫心於身外之物**：繫心於身外某物，如日、月、燈光、香枝、曼陀羅等，皆可爲繫心的對象，此中多有其特別的修法，亦不個別詳述。

如上所述的各種修法，皆爲繫心一緣，令心不散的方法。我們的心宛如猿猴一般，通常所說的心猿意馬，即比喻此種狀況。猿猴置於樹上，則騰躍跳躑，無有安定之時；如鎖於柱上，久久自能調伏。調伏心猿也是如此。如果心能停止，但尚未入定，我們稱之爲「凝心止」；若能入定，身心泯然，任運自然寂靜，稱爲「入定止」。

初習靜坐之人，沒有老師指導，宜以數息安心。其他方法尚涉及許多技巧與對境的處置方法，宜從師修習，自行練習還是不夠安全的。

制心止

前面討論「繫緣守境止」，是將心繫於一境。以下所談爲「制心止」，卻有另外的看法：因爲心非形色也無處所，豈可將之繫在境上，只因有妄想緣慮，所以須加制之。如果心起覺觀，即制之使不起，名之爲「制心止」；心如靜住，則不須制之，只要虛凝其心，息諸亂想，即爲「修止」。

而心的變化並非有一定的規律，有寬、有急、有沈、有浮。如果要對治沈浮之患，則心若浮動，作意使心念安在於心輪之下以止之；心若沈沒，可使心念安住於心輪之上以止之。往下安心比起往上安心，心易得定且對身體有較大的利益。

體眞止

以般若正見，體會一切五陰、十二入、十八界等三界因果之法，皆爲空寂，如《大品般若經》所說：

「即色是空，非色滅空，色性自空；空即是色，色即是空，離色形空，離空無色；受想行識，一切諸法，亦皆如是。」

能體諸法空，妄慮自息，止於無所止，無止之止，名爲「體眞止」。

三、不淨觀

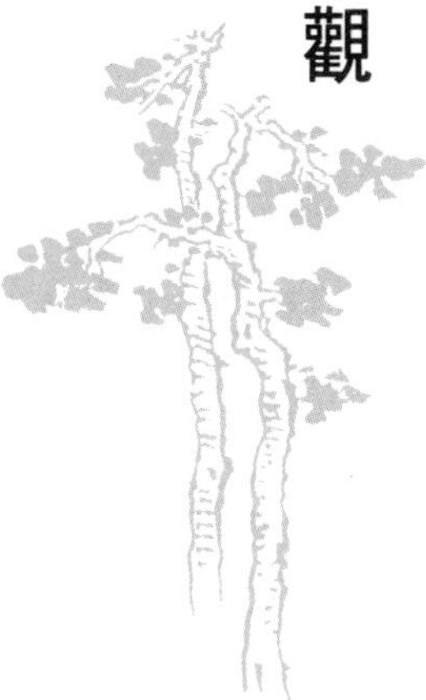

不淨觀（梵語asūbhāsmṛti），意爲觀照身體不淨的禪法，又名「不淨想」。即以觀想之法，見自、他色身之不淨，藉以對治貪欲障礙的禪法。《大般涅槃經》上云：

「若知是人貪欲多者，即應為說不淨觀法。」[19]

《大毘婆沙論》則明示其修法：

「修觀行者，繫念眉間，或觀青瘀，或觀膖脹，或觀膿爛，或觀破壞，或觀異赤，或觀被食，或觀分離，或觀白骨，或觀骨鎖。」[20]

人的體內有三十六物，外有九孔，常流污穢惡露，從生至死，終無一淨，所以用不淨觀對治貪欲是最恰當不過的。下面介紹其中的一種，名「九想觀」：

九想觀：九想觀雖能破壞欲望，但多生恐怖，所以初學或生性悲觀者不宜修習。九想者乃是1.脹想、2.壞想、3.血塗想、4.膿爛想、5.青瘀想、6.噉想、7.散想、8.骨想、9.燒想。此九種觀察，因其能轉心、轉想，能轉不淨的顛倒亂想為清淨，所以名之為想。

九想前方便

行人先須持戒清淨，令心不悔，易受觀法，如此方易破除淫欲等諸煩惱賊。

此法，先觀人初死之時，方才尚能辯談言笑，忽然息出不返已然死亡，氣滅身冷無有覺知。此時家室驚動，呼天叫地，彼時尚能言語爲何忽然便已離去？此乃人生之大畏，但卻無可脫免者。

「死」又名「永離恩愛之處」，一切有情之所厭惡，然雖知道可厭，但卻無可脫免。我們的身體，不久之後皆將如是，同於木石，無所覺知。故現今我等，實不應貪著於五欲之中。如果不覺死之將至，而貪著五欲則與牛羊禽獸有何不同？牛羊禽獸，雖見同伴死去，跳騰哮吼，但是不能覺悟生死無常。我們既已得到人身有了智慧，能識別好醜，應當勤求甘露不死之法。人身難得，佛法難聞，而今當於此生勤修得度之法，而求解脫。

行者如此思惟已，即取自己所愛之人，或男或女，脫衣露體，臥置地上，於前置之身體觀如死屍，一心定觀，觀此死屍，心中甚為驚畏恐怖，因而破除愛著之心，此為「九想前方便」。

九想正觀

用九想觀有兩種人：一、利根之人：只要懸心存想死脹等九事，皆能成就。二、鈍根之人：用心存想不成，必須見人初死，至屍體之所，取此死相，繫心修想，直到見相分明，心想成就能發三昧，於後雖然離開死屍，隨想即見。所以有些行人在塚間修行，即易念無常以及死相。

㈠**脹想**（梵語 vyādhmātaka-s.）∴又名「想相青教」或「新死想」。行者至死屍邊，見死者身體胖脹，如盛風之皮囊，迥異生前，此時知道身體本是無常，往昔身體為妄識之所駕御，表現為視聽言語，以此自為欺誑，而今安在？只見到空舍死屍已無有主宰，膨脹身直，不能動彈。

往昔此身姿容妖媚，細膚、朱唇、素齒、鼻直眼長、平額高眉，令人心生迷惑，今只見屍體膨脹，媚在何處？是男？是女？亦難分別。即取此相，觀想自己所愛之人，生起訶責戀欲之心，見自己所愛之人臭屎囊脹十分可厭，何足貪著，卻為此而沈沒欲海？自念自身尚未脫離此法，應當一心安住三昧之中，除世貪愛。

㈡**壞想**（梵語 vikhāditaka-s.）∴又名「壞爛想」。行者復觀死屍，經風吹日曬逐漸轉大，裂壞在地上，六分破碎，五臟屎尿，臭穢盈流滿地，惡臭之味已現。以此觀察，發覺以前所愛著之人，實無可愛樂之處。

往昔爲愚痴所惑，而爲此可壞之身所欺誑，宛如飛蛾撲火，但貪光明，不顧燒身之禍。現在自念自身尚未能脫此無常法則，應當一心三昧安住，除此貪愛。

㈢**血塗漫想**（梵語vilohitaka-s.）：又名「血塗想」。行者觀此死屍既見破壞，處處濃血流溢，從頭至足，血汚不淨，臭穢腥臊膨脹，不可親近。往昔所愛著者，以此觀察，實無可愛樂之處，因爲愚痴所惑，乃處此沈淪之境。自念自身尚未脫離無常之境，應當一心三昧正觀，除世間貪愛。

㈣**膿爛想**（梵語vipūyaka-s.）：又名「絳汁想」。行者觀此死屍，風熱水漬，日漸經久，身上九孔蟲膿流出，皮肉處處膿爛，滂沱在地，臭氣轉增。以此觀之，往昔我所愛著，佳容美貌，並爲此昏迷，而今見此已臭爛不堪，甚於糞穢，何可貪著？自念自身，尚未能解脫此無常現象，應當一心正觀，除諸貪愛。

㈤**青瘀想**（梵語vinilaka-saṃjñā.）：又名「靑相」或「想相壞」。

行者復觀此死屍，膿血稍盡，爲風吹日曬之所摧殘，皮肉成爲黃赤之色，瘀黑青黝，臭氣轉增。往日所愛著者，以此觀察，宛如桃華的美色，剎那變易成爲如此可厭之物，而我卻爲之所誑惑，實爲不智。自念自身尚未脫離無常法則，當一心正觀，脫世貪愛。

㈥**噉想**（梵語vipaḍumaka-s.）：又名「蟲噉想」。行者復觀此死屍，爲蟲蛆接食，鳥挑其眼，狐狗咀嚼其身，虎狼搏裂其體，身殘缺駁，脫落不全，實可厭惡，而此身實爲我往昔所愛之人？以此觀之，本來形體清潔，服飾莊嚴，嬌態百媚，而今已爲無常風所破壞，生前本相皆已消失，變得極可厭患。自念自身，亦未脫離此無常之法則，當一心三昧正觀，除去世間貪愛。

㈦**散想**（梵語vikṣiptaka-s.）：又名「敗壞想」。行者復觀此死屍，爲禽獸之所分裂，身形破散，風吹日曬，筋斷骨離，頭足交橫；以此觀之，往日所愛之人，人相何在？自念己身，未脫此法，當一心三昧正觀，破除世間貪愛。

㈧骨想（梵語asthi-s.）：又名「枯骨想」。行者一心再觀死屍，皮肉等都已爛盡，但見白骨。白骨有兩種：一者見筋骨相連，二者見筋盡骨離。其次又有兩種狀況：一種餘血膏膩汚染，二者骨白如珂如貝。以此觀之，往日所愛之人，髑髏可畏，堅硬之相，甚於瓦石，以往柔軟細滑的微妙身觸，都已消失。自念己身尚未能脫離此法，應當一心正觀，除世間貪愛。

㈨燒想（梵語vidagdhaka-s.）：又名「燒燋可惡想」。行者此時可到死屍林中觀察，或見草木積聚焚燒死屍，腹破內中臟腑跳出，爆裂煙臭，甚可驚畏！或見燃燒白骨，煙燄裂焚，薪盡火滅，形同灰土；假使不燒不埋，亦將歸於磨滅。以此細觀，往昔所愛之人，此時身相皆盡。以往沐浴香薰，華粉嚴飾，而今皆已磨滅，竟無所存。自念己身，尚未脫離此法，當一心正觀，除世間貪愛。

行者修習九想通達之後，必須增想重修，使觀行之法純熟，隨所觀時，心即能與定相應。以觀想法持心，無有分散意念。此即能破除六欲，除世間貪愛。

所謂「六欲」：⑴色欲：有人染著紅色，或赤白，或黃，或青，或桃華色；無智之人，見此等顏色，就沈溺陶醉。⑵形貌欲：有人心中貪著形貌，如貪著面如滿月、修目高眉、細腰纖指，相好端嚴，見之心即迷惑，沈溺其中。⑶威儀欲：有人心著威儀姿態，行步嫵媚，揚眉頓目，含笑嬌盈，便生愛染。⑷言語欲：有些人偏愛語音，若聞言語巧妙，應意承旨，言詞清雅，歌詠讚嘆，悅動人心，因此便生愛著，爲之迷惑。⑸細滑欲：有人喜愛身形柔軟，皮膚光悅，猶如綢絲錦緞，寒時體溫，熱時體涼，身穿薰香之服，凡夫之情即爲之沒溺。而有人或者數欲、或五事皆著，稱爲雜欲。⑹人相欲：有人心不染著以上五事，但執著人相，或男或女，雖見以上五事，若不得所愛之人，猶不染著。但若遇到適意之人，則能棄捨一切，亡命忘驅。

不淨觀法對初學禪定者有其危險性，必須依止老師傳授，方能於心中現起恐怖或種種情境之時，有所依恃。此觀對貪欲重的人較爲有效，從觀法的內容來看，都屬形而下的，只是破斥對表相的貪欲。

四、慈心觀

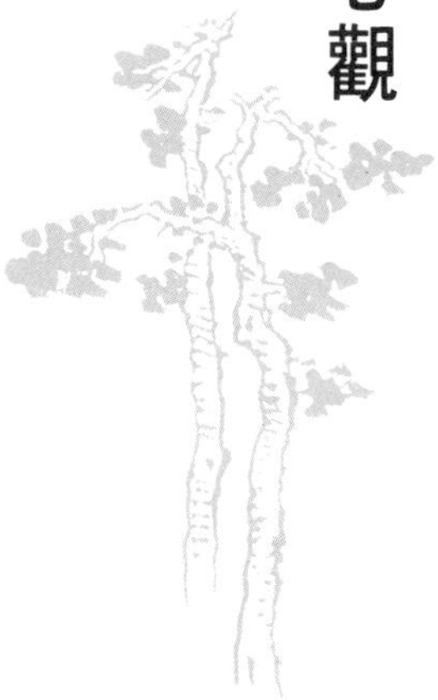

慈心觀又名慈心三昧，白光明慈三昧，大慈三昧，可對治衆生的瞋恚。慈心觀，凡夫、聖人，皆可修習，修慈心觀能有大福德，亦可修入慈、悲、喜、捨四無量心三昧。慈是「與樂」之義，若行者在禪定中，觀想令衆生得樂，名爲「慈心觀」。

在經典中記載，有比丘因爲修慈相應心，而獲得無瞋、無恨、無怨、無惱，廣大無量的境界。一般而言，四無量心的修持法乃是次於四禪之後而修，因爲四禪只是色界所修的禪法，自行具足，而無利益衆生之德；如果勤修四無量心，以十方衆生爲緣而入三昧，慈悲普攝，因爲利他心大，所以功德轉多。但是此處慈心觀門不必一定要有色界禪定的基礎，只要有心修習，亦能得力。

行者若心念十方衆生，令得快樂，此時心中所生之念，名之爲「慈」。如果欲入此禪定，應當先發誓願，願一切衆生悉受快樂。作是誓願已，修習以下次第：

一、行者當一心喜悅，觀自心喜樂無比，而極願將自己所受用的快樂，全數給其他人，使亦同受快樂。

二、行者以清淨之心，取自己最喜愛的人（比如父母兄弟，隨取一位自己最喜歡者），一心繫緣，觀其無邊喜悅，一切滿足如願。如果有異念侵入，即自攝心令還，使心念分明，見親人受樂之相，無有別念。

三、將此觀察親人受樂之相擴大，所謂親親而仁民，使一切與自己無有關係的人亦能受樂。

四、再將此相擴大，觀五道乃至自己所怨恨的人，皆得快樂。

修習此法時，如果見種種善惡境界，及發諸禪境界，皆不可取著，但緣所觀相，一心快樂之狀，而心心相續無令斷絕。此是修慈心觀的大略方法。至於慈心觀門，可再做如下四重關係之觀察，以使深化，對善根深厚的行者當更有助益：

一、**親疏關係**：人之心靈本親其所親而後擴展於外，這是人之常情。所以若先緣自身，使自身心中充滿慈樂，而後擴充，方有可能；所以先當一心使自己受樂，而後緣於所愛。所謂上親、中親、下親，而後及於無深緣乃至無識者之中人再及於六道衆生，所謂的上中人、中中人、下中人。此時慈念充滿，對一切生命已無瞋怨，因此可再擴充於有怨恨者，所謂下怨、中怨、上怨。如此於九種人及五道衆生，以一慈心視之，觀如父母，欲令得利益安樂，是名「慈修慈心觀門」。

二、**空間關係**：前面所述的親疏關係，乃就一人一物的對待關係而修；而空間關係則是以定心見一人快樂，而後擴增至十人、百人、千人，比如在道坊中修習，觀親人等受樂，再觀全體同修受樂。在台北修習，又可觀全台北人、全台灣人、全中國人、乃至全亞洲人、全世界人受樂，而後擴增至全娑婆世界，一佛土、十佛土、百佛土乃至十方世界，一切衆生皆受樂。行者如此修習，見外人快樂，此時內心定境愈轉愈深與外相應，湛然不動一心慈觀，色、受、想、行、識、五陰、十二入、十八界等皆與慈相合，產生無量喜悅。

三、時間關係：觀空間關係鞏固後，十方世界衆生受樂，接著觀想時間關係，而時間是取當下。當知時間乃相續三世，現在所有緣於過去，未來所有緣於現在，一念能顯三世。此時由當下起觀，觀想前念、後念與當下等齊，十方衆生同時受樂，而後漸增前一時、後一時，前一世、後一世，前十世、後十世，前百世、後百世，當以一念齊觀同時起現，前後相容，前無量世始於無始，後無量世終於無終，即所謂十方廣大無邊，三世流通無盡。此時一念齊觀同時現起盡法界，虛空界全體衆生同等受樂。

四、法性關係：樂相本爲虛幻，時、空亦無有自性，同爲假名。所謂：「衆因緣生法，我說即是空，亦惟是假名，亦是中道義。」假名是空亦是因緣即中道之義。此時當知此樂乃法性之樂，絕然清淨無有一絲雜染，是「應無所住，而生其心」的樂；所以樂並不從觀起，爲純然法性現前，亦不假循誘，乃本然現成之樂。所以樂是法樂，非但自己如此，而以此法性樂的光明，逐漸滲透十方三世法界一切有情。而時空關係亦本非絕對，後後可以前前，內內可以外外；所謂華嚴境界——蓮華藏世界海，十方三世同時炳現。此中關係可以多尋《華嚴經》檢視。

此時，空間之對待關係消失，大小可以互融，芥子能納須彌，非止一芥子納須彌，亦且重重無盡，交互映攝。另者，時間之對待亦消失，過去心不可得，現在心不可得，未來心亦不可得，後後可以前前，交重映照不可思議，短劫納長劫，前世納後世，後世納前世；而當前一念含融之世，亦無所住，而時流交注重重無盡。此時宛如摩尼珠網，交互映攝不可思議，而後以自成就法性之力，顯現有相極致之圓滿報身。

一切之樂無能比擬佛樂，而以自身爲無礙圓融，滲透法界，一切皆成就佛樂，到此即爲成就蓮華藏世界海。這是法性關係的極致，也是慈心三昧的圓滿究竟。

五、因緣觀

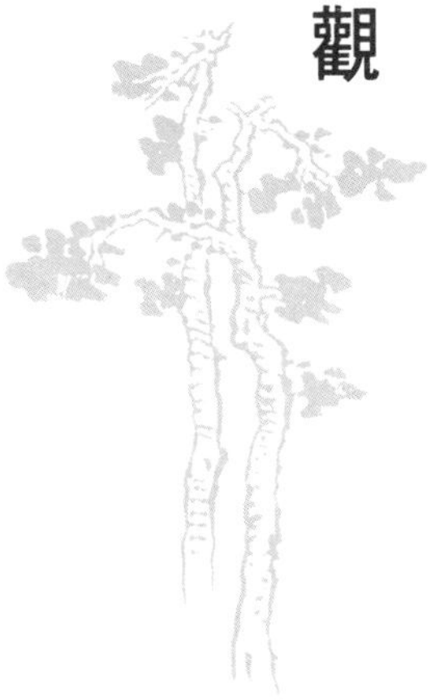

因緣觀(梵語idaṃpratyayatā-prattyasamutpāda-s.)，又名緣起觀，緣性緣起觀，觀緣觀等，為順逆觀察十二因緣，以對治愚痴障礙的法門。所謂「十二因緣」，即是如下所說之十二法，因輾轉能感果報，故名為「因」，因互相依藉而有，稱之為「緣」。因緣相續，致生死往還無際，若使無明不起，則生死輪迴皆息，能出離而得解脫。

現以兩種方式解說十二因緣：

第一、三世十二因緣：前二為過去世攝，後二為未來世攝，中八為現在世攝。

一、**無明**：過去世一切煩惱皆爲無明，以過去未有智慧光明，一切煩惱得起，是以過去煩惱，皆爲無明，亦可說爲盲目的根本生存慾望。

二、**行**：從無明生業，業即是行。以善、不善業，能作世界果，故名爲「行」，亦可說爲人之意志行爲。

三、**識**：從行所生情意及分別意識能力。

四、**名色**：母胎之受精卵與識結合時之狀態。名爲精神，色爲物質。

五、**六入**：從名色中，分化出眼、耳、鼻、舌、身、意六種作用主體。

六、**觸**：由六入與色、聲、香、味、觸、法六塵相合，是名爲觸。以六塵觸六根，即有六識產生，名爲「根塵識合」。

七、**受**：從觸生受，即因六觸觸六根，即領受六塵，產生六種覺受。

八、**愛**：因受而心生執著，名之爲「愛」，即對於所領受的六塵中，心生渴愛。

九、**取**：從渴愛中而產生求取的現象，名爲「取」，即所謂求取所愛之塵。

十、**有**：因取而產生後世之業因，名之爲「有」。

十一、**生**：從有還受後世五蘊之身，是名爲「生」，所謂於四生六道中出生。

十二、**老死**：從五蘊的幻化身中異熟變壞，名爲「老死」，種種愁苦，衆煩惱集，如是無盡。

第二、經典中所稱「一念具足十二因緣」的說法：即隨一念心起，即具十二因緣。即因眼見色，而生愛心，名爲「無明」，爲愛造業名爲「行」。一心專念，名爲「識」。識與色具起現行爲「名色」。由六處生貪，名爲「六入」。因入求受，名爲「觸」。貪著心起，名爲「受」。纏綿不捨，名爲「愛」。求如是等法，名爲「取」。輪迴之法生起，名爲「有」。諸法相續生起，次第不斷，名爲「生」。次第已斷，名爲「死」，生死因緣，衆苦逼迫，致有無量憂悲惱苦。以上十二因緣，一人一念悉皆俱足。

十二因緣之觀法有順、逆兩種。順爲流轉，逆爲還滅，所謂順觀十二緣起，即觀：因「無明」而起「行」，「行」緣「識」，「識」緣「名色」，「名色」緣「六入」，「六入」緣「觸」，「觸」緣「受」，「受」緣「愛」，「愛」緣「取」，「取」緣「有」，「有」緣「生」，「生」緣「老死」，憂悲苦惱。此乃世間染汙之門，一切衆苦由此出生。

因此，應當逆觀還淨之門。欲斷「老死」當斷「生」，「有」斷則「生」斷，「取」斷則「有」斷，「愛」斷則「取」斷，「受」斷則「愛」斷，「觸」斷則「受」斷，「六入」斷則「觸」斷，「名色」斷則「六入」斷，「識」斷則「名色」斷，「行」斷則「識」斷，「無明」斷則「行」斷。無明若斷，明一切爲清淨好行，自在解脫，是爲順逆觀察十二因緣。

六、念佛觀與通明禪

◉——念佛觀

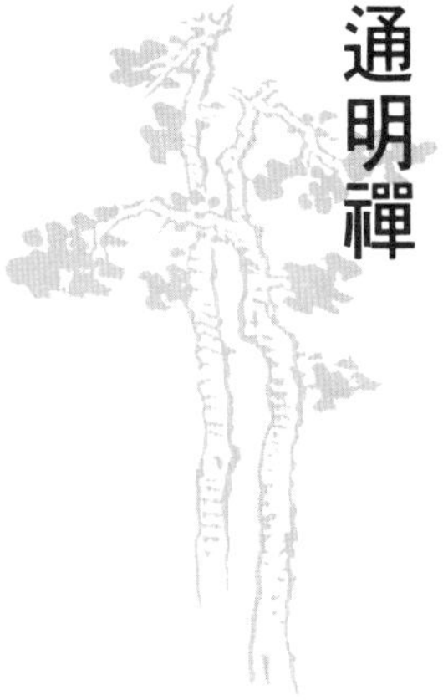

念佛觀（梵語buddhânusmṛti），就對象分，又可分爲念應身佛、念報身佛、念法身佛三種觀法，可對治昏沈暗塞，惡念思惟及境界逼迫等三種障礙。

㈠**念應身佛**：此爲憶念菩提樹下釋迦牟尼佛之無邊功德，即憶念如來往昔無量阿僧祇劫中，爲一切衆生，修六波羅蜜，具足一切功德智慧，身具三十二相、八十種好，能降伏魔怨而無師自悟㉑，自覺覺他轉正法輪，普度一切。入涅槃後，又以法身舍利三藏經教，廣益衆生，如此功德無量無邊。

㈡**念報身佛**：憶念十方諸佛，眞實圓滿果報之身，如華藏世界盧舍那佛，極樂世界阿彌陀佛，妙喜世界阿閦佛，淨琉璃世界藥師佛等，眞實果報之身湛然常住，妙色莊嚴，心念清淨、微妙寂滅，功德智慧充滿法界；不生不滅、無作無爲，宛如皓日當空。而爲了應化衆生於十方佛土普應生滅，示現度衆，宛如千江有水千江月映一般，隨緣顯現，如此救度衆生之功德無量無邊，不可思議。

㈢**念法身佛**：憶念十方諸佛法身實相猶如虛空，即使覺悟，一切諸法亦本來不生不滅，非有非無，不來不去，不增不減，非一非異，非境非智，非因非果，非常非斷，非縛非脫，非生死非涅槃，湛然清淨，有佛無佛，法性常然，即《法華經》所說：「是法住法位，世間相常住。」衆生諸佛，同一實相，即是觀諸佛法身實相。如此便更能清楚了知諸法實相，諸法如實相即是佛，離此之外，更無別佛的如實相了。

就方法而論，念佛又可分爲：

㈠**實相念佛**：觀諸法實相即實相念，亦即念法身佛。

㈡**觀想念佛**：觀想佛之清淨妙色身等，念報身佛即屬此類。

㈢**觀像念佛**：前置一佛像，觀之而念佛，可作爲觀想念佛的前行。

㈣**持名念佛**：即持一佛名號，一心專念。一般人念時，氣從心輪念出，筆者則建議從丹田中發出，如此氣較不易喪失，氣息亦較沈，四大易於調和。

一般說來，持名念佛，不容易覺察妄想，所以筆者建議應先建立定力基礎再念佛，較易達到一心不亂的境界。能一心不亂地念佛，才有往生極樂世界的保證，這是《彌陀經》上曾明示的。

通明禪

通明禪的修法出自《大集經》。

「通」，指從本修習此禪法須通觀身、息、心三事；如果觀息時，即通照色、心兩者，觀色乃至觀心時也須通觀其餘二者。這個禪法觀想明淨能開心眼，使行者無諸暗蔽，而且觀照一種而能通達三者，徹見無礙，所以名之爲「通明」。善修此禪法者，必定能通達三明、六通，別種雖也能得三明、六通，但不如此禪的快速明利，所以名爲「通明禪」。

練習此禪法，需從初發心修禪，即觀息、色、心三事，皆無分別，通體一如。觀三事如必先觀息如，即攝心靜坐，調和氣息，一心諦觀呼吸，觀想息徧身出入，如果慧心明利，即能察覺氣息，入無積聚，出無分散，來無所經由，去無所履涉。雖然明覺，息入出徧身，觀之如空中風，無有自性，即是觀息如心相。

次觀色如，行者既然已知息依於身，離身無息，即應諦觀身色如。此色相，本來不有，都是無始以來妄想因緣串習所成，招感今世，地水火風，四大造諸色相，圍此虛空，假名爲身。此時應一心諦觀身體之三十六物及四大之相，一一非身，亦非實有，了無自性。此時乃察覺無色身可得，即達色如之境。

再觀心如，行者當知，由於有心識的緣故，而有身也，此身來去動轉。如果無心，誰能了別色相？色相又因誰而生？因此仔細諦觀此心，發覺此心乃是藉因緣而有，所謂「有因有緣世間集，有因有緣世間滅。」生滅迅速，不見有住處相貌，但有假名，而假名亦空，即達心如。

復次，行者觀察呼吸時，察覺息不可得，以其來去無常，了無自性，即達色、心空寂，因為三法本不相離，色、心亦復如是。如息、色、心三事了不可得，即不得一切法。色、息、心三者和合，能生五蘊、十二入、十八界一切諸法，使諸有情領受衆苦煩惱，產生善惡行業，往來六道輪迴，流轉不息。若能了知此三事本來無生，則一切諸法，本來空寂，如此，則為修習如心之相。

七、歷緣對境的禪定修習法

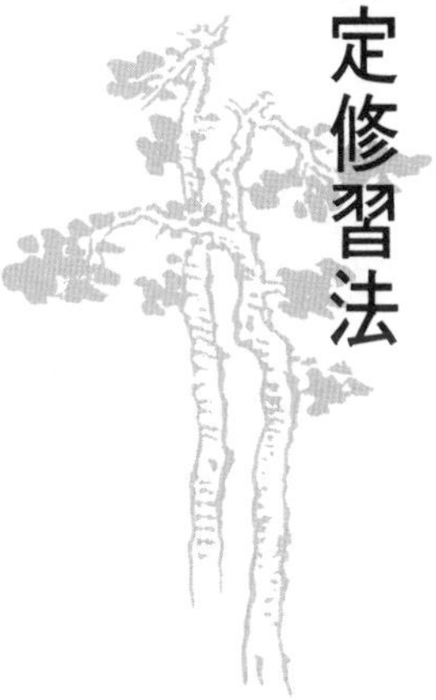

以上所介紹的乃是坐中修習禪定的方法。端身正坐，本爲入道的要法，但是一般人的生活，必然會牽涉到世間的事緣。如果我們在隨緣對境之時不修習止觀，那麼，修習禪定之心便會有所間斷。若只有在端坐修禪時才能修行，便難與佛法相應了。因此，能夠在一切時中，恆修方便之定慧，必然能迅速得到三昧，而通達佛法實相。

所謂「歷緣對境」的緣，一般說有六種：一、行、二、住、三、坐、四、臥、五、作、六、言語。所謂的境，即所謂的六種塵境：一、眼對色；二、耳對聲。三、鼻對香；四、舌對味；五、身對觸；六、意對法。

行者對此十二種現象修止觀，名爲「歷緣對境」修習禪定。

◉行

行者若於行時修止，應當了知，因爲行的緣故，則會生起一切善惡諸法，但一切法本不可得，則妄念自然不起，名爲「修止」。在行中修觀，應作是念：因爲以心主導身的動作，所以有去來往返，而有一切善惡諸法的產生，所以名爲行；反觀能行之心，不見其自性相貌，當知行乃至一切諸法，畢竟空寂不可得，名爲修觀。這是行中修止觀的方法。

以下則介紹三種經行的方法：

㈠**慢步經行**：行者於禪堂或庭院空曠之處，全身放鬆，重心置於腳心（湧泉穴處），右手輕握拳，左手輕抱右拳，置於腹前約三寸。此時腳須分陰陽虛實，當全身重量置於左腳時，心念亦集中注意於左腳的前掌心湧泉穴處，此時左腳即爲全實，右腳爲全虛；將右腳輕輕提起，向前自然跨出一步，身體重心慢慢由左腳轉移至右腳，心亦隨之專注於右腳，而後右腳變為全實，左腳為虛。兩腳交互輾轉前進。

㈡**快步經行**：中國傳統的禪堂稱之為「跑香」。行者順時鐘右繞而行，右臂用擺，左臂用甩，心中不存在任何念頭，只是走，越走越快。

以上兩種方法有時心念會因突然之間止住而入定，所以不宜於普通小場所，而宜於禪堂中行之。

㈢**普通行走**：身體全然放鬆，心中可不存有任何念頭，或專注於貼地的一腳之前腳掌心，從脊椎到腰胯及後腳筋放鬆，即能全腳掌貼於地面，一心行走。慢步時如虎步：一步一步腳掌全部貼地再緩慢而走。快走時如龍行，迅速但如行雲流水，如風之行毫不粘滯。

以上的行走方式，對定力修持有幫助，而且心專注於腳底時，四大容易調和，身體會愈來愈健康，如果有病，如感冒，也能有所助益。

◉住

行者於止住時，若欲修止，應當了知，因為有住的緣故，便生起一切善惡諸法，然實無一法可得，則妄念不起，名爲修止。在住中修觀，應作是念：由心統御的緣故，而起豎身安立，因此而生起一切善惡等法，故名爲住。反觀能住之心，不見自性相貌，住者及一切諸法，畢竟空寂，名爲修觀。是爲住中修止觀的大意。

另有站立時的修止方法。站立時兩脚打開與肩同寬，由頭部開始向下放鬆，直至重心放置於兩個前脚掌心湧泉穴之處。此時可運用數息法專念在數，或運用前述的調心法門，便能很容易地進入三昧定境。此時，氣息易於下沈，四大也易調和，對身心有極大的效益。

坐

坐時修止，亦如上述。應當了知，因有坐故，則生起一切善惡諸法，而實無一法可得，因而妄念不起，名爲修止。坐中修觀，應作是念：由心作念，使吾等必須歛脚安身，由此則生起一切善惡諸法，故名爲坐；反觀能坐之心，實無相貌自性可得。坐者及一切諸法，畢竟空寂，名爲修觀。

若平時於普通椅上辦公、讀書中亦可修習禪定，那麼，不但可修習定境，亦能使身心協調，工作效率增加。坐在椅上，注意不可靠背，背部直豎如七支座法，手結定印，脚掌著地，膝關節最好保持直角，如果椅子太低，則於椅子上加墊子；椅子太高，則於地上加墊子，保持舒服的姿勢。在冰涼的地磚或水泥地上最好穿鞋，如果膝蓋怕冷，可加蓋毯子。此時可用數息或上述的調心法門。

臥

臥的姿勢，佛家強調以右側如獅子而臥，又稱爲「吉祥臥」。此臥姿符合健康的原則，右側而臥，不會壓到心臟，睡得較好，而且淸晨容易醒來，火氣也較不會上升。兩個膝蓋不要重疊，避免脚的不舒服，枕頭宜與肩同高，免得頭頸部擠壓，睡起時頸部或頭部痛、落枕等。

若於寢息時修止，應當了知，因爲睡眠的緣故生起一切善惡諸法，而實無一法可得，如此則妄念不起，則名爲修止。在臥中修觀，則應作此念：由於心神的勞乏，所以會有惛闇，使六情放縱，因此生起一切善惡等法，故名爲臥。反觀能臥之心，不見自性相貌。臥者及一切諸法，畢竟空寂，名爲修觀。

睡臥爲大痴之相，卻最容易顯現智慧光明。在印度的密教祖師那諾巴上師曾有「那諾六法」的傳授，其中就有夢幻光明的修持法。「那諾六法」由馬爾巴帶回西藏，經密勒日巴、岡波巴，而成爲藏密噶舉（白）派的根本要法。不過夢幻光明必須有那諾六法中的拙火定的修持基礎，才可能顯現。

作

在勞動中時修止，能了知因有作，故一切善惡諸法生起，但根本上實無一法可得，則妄念不起，名爲修止。在勞動時修觀，應作是念：由心應用身、手，來造成諸事，由此而有一切善惡諸法，所以名爲作。但反觀能作之心，卻不見其自性相貌；由此了知，作者及一切諸法，畢竟空寂，名為修觀。

大乘佛教的三昧法門，是主張在行住坐臥間皆安住三昧，而非只在打坐時而已。所以智者大師以身形分三昧為四種：㈠常住三昧，出自《文殊般若經》；㈡常行三昧，出自《般舟三昧經》；㈢亦坐亦行三昧；㈣非行非坐三昧。而禪宗更強調二六時中無時無刻不在修行：吃飯、擔水、砍柴、種田無一非禪。馬祖禪師更以「性在作用」來提示行人，一切言語動作無非法性所顯，即所謂的「觸事皆眞」。行者若能心無二用，即所謂「吃飯時吃飯，睡覺時睡覺」，而作一切勞務，即自然安住三昧之中了。

◉語

所謂的「語中修止」，即當了知：因此語故，生起一切善惡等法，而實無一法可得，則妄念不起，名為「修止」。「語中修觀」，應作是念：由心覺觀，鼓動氣息，衝至咽喉與唇舌齒齶，所以會發出音聲語言，因此而生起一切善惡諸法，所以名之爲「語」。反觀能語之心，不見其自性相貌，當知言語及一切諸法，畢竟空寂，名爲「修觀」。

佛法以身、語、意三業來表達生命的一切動態。密宗將佛菩薩之三業稱爲三密，以佛之三密相應於凡夫身的三業，依此「三密相應」與「入我我入」之修持而成證佛果。而此中三密，以意密（觀想本尊）力量最強，語密（持誦眞言）次之，身密（結印）最次，這是密宗對三業的詮用。

實事上娑婆世界中的語言占有很重要的地位，舉凡一切人類的溝通無一不須要它。在佛典記載中，他方世界有些只須用心念溝通，在衆香世界中，香積佛更以香氣說法，我們應當善用此語言系統來修持。菩薩四攝法（布施、愛語、利行、同事）中即有愛語一項。

我們平時與人交談，若能和顏悅色，以柔軟之語，使聽吾等談話的人心生歡喜，也即是行菩薩行。平時不妨少作無益的閒談，話多對身體不好，易傷元氣，亦易使身、心浮佻。能珍惜時間，多用於有益衆生的工作，此方爲菩薩之行。平時亦可常持誦佛、菩薩的聖號或者其眞言，且當以淨念一心持誦；妄心持誦並非沒有功德，而是效用太小。到最後若能隨時隨念諸佛聖號、眞言，乃至夢中一心不失，即可迅速得到各種成就。

見

眼見色時修止，乃是在見一切外界的色相時，如見水中之月、夢幻泡影，無有眞實。若見到順情之色，不起貪愛之心；見到違情之色，不起瞋恚煩惱；見到非違非順之色，也不起無明及紛亂妄想，此名爲修止。

欲於眼見色時修觀，應作是念：隨有所見，即無見相。何以故？在眼根與色塵中，本來各各無見也無分別，但以和合因緣而出生眼識，而以眼識的因緣出生意識。意識生起時，即能夠分別一切種種色相，因此而有「有」（存在），生起一切善惡諸法，此時即當反觀，念色之心，卻全然不見自性相貌；此時當知，見者及一切諸法，畢竟空寂，是名為觀。

眼睛對人而言是極重要的器官。我們每天除了睡覺之外，無時無刻不在運用眼睛，但是一般人多心隨外色所轉，不能自主，輾轉輪迴，難脫苦趣，所以必須好好掌握眼根作為修持的方法。若行者能隨見一色皆見為清淨的妙色，無非法性之所流出，如水波與大海之喻：法性如大海，現象如水波，波海本不離，自執著分別。因此隨拈一物無非清淨妙色，隨見一人即是圓滿佛陀，見所處世界，即是蓮華藏海。如此法性逐漸滲透，自能成就淨土、佛身依正二報。最後能所二見不立，同入法性之海，即能圓成大光明藏。

聞

隨所聞聲，即知聲如響相，若聞順情之聲，而不起愛心；聞違情之聲，不起瞋心；若聞非違非順之聲，不起分別之心，名為修止。聞聲中修觀，應作是念：隨所聞聲，空無所有，但從耳根聲塵和合，生出耳識，由耳識出生意識，而強起分別，現起一切善惡等法，名之爲聞。反觀能聞之心，不見自生相貌；當知聞者及一切諸法畢竟空寂，名之爲觀。

以耳根修行最出名的，是《楞嚴經》中，觀世音菩薩的耳根圓通。觀世音菩薩由於修持耳根圓通的法門而得成三十二應身於一切佛土度衆。耳朵是二六時中都在接觸外境的，所以極難收攝，但若修持得法，也是最易得成三昧的。當代高僧廣欽老和尚，於民國二十二年四十二歲時，在鼓山寺「精進佛七」中，證得念佛三昧前方便。據廣老說：「當時，在念佛聲中，忽然之間，身心皆寂，如入他鄉異國。睜眼所見，耳根所聞，鳥語、花香、風吹草動，一切語默動靜，無非在念佛、念法、念僧。此種狀況、綿延三個月未曾中斷。」我們若能聽聞一切音聲，皆如聞妙法音入聖法流，最後終將成就耳根圓通。

嗅

鼻嗅香時修止，乃是隨聞香，即知如水月空花，幻心不實。若聞悅意順情之香，則不起貪著之心；若聞違情逆意的臭氣，不起瞋恨之心；有非違非順的香味，則心中不生妄念，名爲修止。聞香中修觀，應作是念：於今所聞的香味，乃是虛誑不實，何以故？以鼻根、香塵和合的緣故，而出生鼻識；由鼻識出生意識，強取香相，因此而出生諸有一切善惡等法，名爲聞香。反觀聞香之心，不見自性相貌，都無實際。當知，聞者及一切諸法，畢竟空寂，名爲修觀。

人類鼻子的嗅覺極爲靈敏，聞到悅意的香氣，心中多起染著，聞到惡臭之味，多掩鼻而過。但海畔有逐臭之夫，而狗嗜食屎溺，是以所謂的香、臭乃是鼻根、香塵與意識的結合，根本沒有絕對的香與臭。

在《楞嚴經》中，香嚴童子所修習的法門即與香有關，他說：

「我時辭佛，宴晦清齋，見諸比丘，燒沈水香。香氣凝然，來入鼻中。我觀此氣，非木、非空、非煙、非火，去無所著，來無所從；由是意銷，發明無漏。如來印我，得香嚴號。塵氣倏滅，妙香密圓。」㉒

香氣，來無所從，去無所住，當體是空。鼻根、香塵和合而生鼻識，鼻識生意識，其實只是如幻的現起，當體悟香性眞空之理，是香嚴童子的修持法。

以香氣表現，最爲有名的，是上方過此四十二恆河沙佛土的衆香心界，香積如來的所在。其國的香氣，是十方諸佛世界，人天香氣中，最爲第一的。衆香世界香積如來的說法，特別與衆不同，他是以：

「我土如來，無文字說。但以衆香，令諸天人，得入律行。菩薩各各坐香樹下，聞斯妙香，即獲一切德藏三昧，得是三昧者，菩薩所有功德，皆悉具足。」㉓

如此，不只斷除了對香的執著，並且也以香來作爲說法的工具。

味

舌受味時修止，乃是隨所受味，即知如在夢中得味；如果是得到順情悅意的美味，不起貪著；若得到違情逆意的惡味，能不起瞋心，而得到非違非順的中性之味，也不起分別憶想，如此名爲修止。舌受味時修觀，應作是念：今所受味，實無一法可得，何以故？內外諸味，其性本無差別，因爲其內爲舌根，舌根本來無知，和合而生舌識，再次而生意識，強取味相以爲分別，因此而有，生起一切善惡諸法。反觀能嚐味之心，不見其自性、相貌。當知受味者及一切諸法，畢竟空寂，名爲修觀。

對味覺的執著，沒有比中國人更厲害的了。中國人嗜味好吃，天下聞名，所以中國人以味覺修持，應該極爲困難。食物本來是爲了維持色身的存在，如果太沈執於味覺，對修持是有妨害的。經中曾有嗜酪沙彌的故事：沙彌生平嗜酪，結果身亡之後投生爲蟲生於酪中。所以普通修持第一個階段是不嗜於味。若更進一步，就要用「以味爲修持法門」的積極修法。像藥王、藥上二菩薩，他們從無始劫來，並爲良醫：「口中嘗此娑婆世界，草木金石。」而且「如是悉知苦、醋、酸、淡、甘、辛等味，並諸和合，俱生變異。是冷、是熱、有毒、無毒，悉能偏知。」並且「承事如來，了知味性，非空、非有、非即身心、非離身心。分別味因，從是開悟。」㉔這與中國的神農氏一樣，以味救世，而且進一步，以味爲修持之，因而悟入法性。

身觸

身觸時修止，乃是隨所覺觸，即知一切宛如幻化，並皆不實。若受順情意意的樂觸，不起貪愛之心；若受違情逆意的苦觸，則不起瞋惱；受非違非順的觸覺，心中不起分別亂想，如是名爲修止。身觸時修觀，應作是念：冷、暖、澀、滑、輕、重等種種感覺名之爲觸。四大和合，名之爲身，觸性虛妄，身亦不實，誰能受觸呢？因爲有和合因緣，才會出生身識，再生意識，憶想分別，而產生苦樂諸相，名之爲觸。此時，即當反觀：能觸之心，不見其自性相貌，受觸者及一切諸法，畢竟空寂，如此名爲修觀。

身觸的執著，除非有大智慧，否則極難破除。吾等修持時，第一當斷除一切對身觸的執著，而後能安立於聖者妙心，證諸淨妙身觸，使觸與被觸者，俱能迴入法性，同證菩提。

意

意中修習止觀，在前述諸法中皆已道及，並不別立，行者可自尋習。行者如果能於行、住、坐、臥、語、默、動、靜之際，處一切時中，能修諸禪定，方爲眞實的大乘禪定法門。所以《大智度論》說：

「若菩薩摩訶薩，行時知行，住時知住，坐時知坐，臥時知臥，如身所行如是知。……菩薩摩訶薩若來若去，視瞻一心，屈中俯仰，服僧伽梨，執持衣鉢，飮食臥息，坐立睡覺，語默，入禪出禪亦常一心。」㉕

菩薩禪於一切時中無分斷意，無執著意，於一切法現修不著。若能如此不斷修習，自能疾入諸大三昧，於一切天、人之中，最上最勝、最為第一，能為供養福田。

註釋

❶《大正藏》，冊二九，頁一一八，No.一五五八。
❷同上，冊二，頁二〇六，No.九九。
❸同上，冊三，頁四七六，No.一八五。
❹同上，冊二九，頁一一七，No.一五五八。
❺同上，冊三八，頁三九五，No.一七七五。
❻同上，冊二七，頁一三四，No.一五四五。
❼同上，冊二九，頁一一八，No.一五五八。
❽同上，冊四六，頁六七三，No.一九二五。
❾同上註。
❿《大正藏》，冊四六，頁五二五，No.一九一六。
⓫同上，冊三〇，頁四三一，No.一五七九。
⓬同上註。

⓭《大正藏》，冊四六，頁五〇八，No.一九一六。智者前書，卷五，No.一九一六。

⓮此種說法為智者前書卷五所說，其他經典有說增數為當數一而數二等；減數則為數二而數一者。

⓯同註⓫。

⓰所謂的三十六物，乃是人身有三十六不淨之物，可分為三類：一、外相十二：髮、毛、爪、齒、哆、淚、涎、唾、屎、溺、垢、汗。二、身器十二：皮、膚、血、肉、筋、骨、髓、肪、膏、腦、膜。三、內含十二：肝、膽、腸、胃、脾、腎、心肺、生藏、藏、赤痰、白痰。

⓱《大正藏》，冊四六，頁六七三，No.一九二五。

⓲同上，冊四六，頁五二五，No.一九一六。

⓳同上，冊一二，頁五六七，No.三七四。

⓴同上，冊二七，頁二〇五，No.一五四五。

㉑如《大智度論》：「我行無師保，志一無等侶，積一行得佛，自然通聖道。」《大正藏》，冊二五，頁六五，No.一五〇九。

㉒《大佛頂首楞嚴經》（台北，佛教出版社，民七三年五月，三版）卷五，頁一五三。

㉓《大正藏》，冊一四，頁五五二，No.四七五。

㉔同註㉒。

㉕《大正藏》，冊二五，頁四〇二—三，No.一五〇九。

第七章 禪定境界的檢證

一、外善根發相

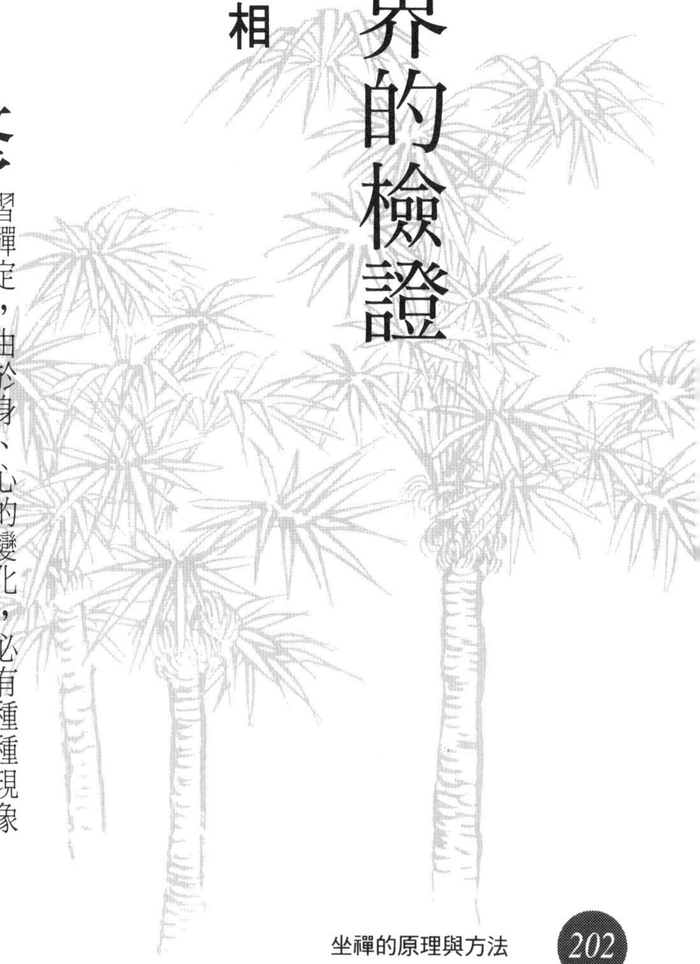

修習禪定，由於身、心的變化，必有種種現象產生，須加檢討，第一步即明「外善根發相」。所謂「外善根發相」乃是由於過去宿世善根，如布施、持戒、孝順父母、供養三寶及聽經讀誦等事，由於修習禪法，其心澄靜，以心靜之力，而發起的善相。

但吾等過去所爲不一定爲善事，所以如果心定修止，不發善相，也可能發起諸惡相。所以行者應當明識其相，使能分別取捨，使不違正道。

外善根發相，乃是散心中的外善所成；由於往昔所修持的本行，都是在散心中修習，未能出離欲界，而發起禪定境界，所以說是外善。

由於現代人對禪定較少深入修習，於諸禪法要不甚通達，對於經中所修持的境界也不能理解，因此常產生對境界誤認的現象，應加以釐清。以下就外善加以剖析，而外善現象極多，先略舉五種外善根發相作爲代表，總攝外善境界。

布施善根發相

若行者在坐中靜定，忽然發現種種衣服臥具、飲食珍寶、田園池沼、車乘等器具用物，此乃是過去、今生布施報因所起善根發相。如果因爲心靜的緣故，行者能自然捨離慳貪，心行惠施，無所吝惜，這乃是過去、今生布施習因所起之善根發相。

持戒善根發相

行者如果在止靜心定當中，忽然見到自身相好端嚴，身體所穿衣服，清淨如法，洗浴清潔，得到許多美好清淨之物，這是持戒報因所起善根發相。有時因心靜的緣故，發戒忍之心，自然能夠知輕識重，對於微小的罪業，都會心生怖畏，待人接物忍辱謙和，這乃是過去世與今生持戒習因所造成的善根發相。

孝順善根發相

行者若於坐中，見到父母、師長、僧眾及宗親眷屬等，穿著清淨的衣服、歡喜愉悅、外相莊嚴等狀況，當知是過去、今生孝順父母尊長的報因所起的善根發相。如果以心靜的緣故，自然能夠待人仁慈，接物恭敬，孝悌之心自然而生，當知這是過去、今生孝順父母師長習因所起的善根發相。

信敬三寶善根發相

行者若於坐中忽然見到塔廟寺院，諸尊佛像，經典三藏，供養莊嚴，清淨僧衆，雲集法會，如是等事，這是過去、今生敬信三寶報因所起之善根發相。或者於靜心當中，發起信心尊重三寶，心樂供養，精勤勇猛，而無懈怠，這乃是過去、今生信敬三寶習因所發起的善根發相。

讀誦聽學善根發相

行者若於打坐中，因心澄靜，或是見到解釋三藏，或是聽受讀誦大乘經典等有德四衆，這是過去、今生讀誦聽說經典報因善根發相。或是因爲心靜的緣故，讀誦經典自然而入，隨所聽聞諸般聖典，即時了悟；或是自然能了解三藏、大乘經典，分別解析無有障礙，這乃是過去、今生讀誦聽說經典習因之善根發相。

如果見到以上的種種良好的現象及發起善心的行者，並非即是得到禪定境界，只是過去、今生在散心中，修習諸般功德，現在以心靜力量的緣故，發起這些現象。如果見到各種現象發起，是屬於報因善根相現；如果是善心開發，則屬於習因善根相發。此中情況衆多，行者可自己推尋，解說難盡，只是略示五種狀況而已。

現代修行人對於這些禪定現象多不能仔細分辨，有些只是散心中的善根發相，卻以爲是得到了高明的宗教或禪定經驗，甚至以爲已經達到大菩薩或諸佛境界了，實在是無知可笑。如果修行人不能夠仔細分辨外境的現象，多少容易與魔相濫，走入歧途了。

密教行者，由於希求感應，尤其容易於靜心中引發過去、今世的善根，現起諸般境界，但卻沒有智慧方便，不能分別，以爲得到本尊加持，衆聖付囑，而胡濫的以我識、我執分解經相不能自己，甚至自認爲是上師、活佛，或云自己已爲登地以上的菩薩、佛陀等，以盲引盲，導衆入邪，這是要特別注意避免的。

當初達摩大師要以《楞伽經》印心，即爲避免傳者以自身境界惑亂眞法，惟有以佛語聖言藉教悟宗，庶幾不至妄濫。其實這個狀況不只是今日，古來亦常發生，修行人宜特別注意。這種情形，譬如一位不識隻字的人本來要到台北，但是由於不認識路，所以在台中就下車而以爲這就是台北，並且又帶領了許多人到達台中，告訴他們這就是台北，害了自己事小，害了衆生慧命事大，能不謹愼？所以筆者主張教禪一致，需要多聞、多學，對整個成佛的道路，有個淸楚的地圖，方不致誤走歧途。

一個大乘行者當以菩提心爲本，而以大悲心爲資糧，加上多聞薰習，用諸佛、菩薩的內證經驗——經典——爲指導，建立起成佛的地圖，而以持久的修持串習，便終能達到究竟的大覺，否則如盲人騎瞎馬一般，自以爲是，或許偶爾會有功效，但那種機會畢竟是太渺茫了。

現代是一個宗教現象極爲混雜的世界，本來極爲明白可持的禪定修持，也被弄得混雜不堪，充滿了許多神奇詭異的現象，這些都不是禪定的正途。例如前些年所流行的啓靈學，就是一個例子。人本來就活著，那有什麼靈可啓？身體的自動功能，本來就是修持過程中身體的氣息與脈相尚未穩定的狀況，亦即佛教所謂風動的現象，這並沒有什麼神秘可言。

譬如空氣中一邊氣壓高，另一邊氣壓低，兩邊空氣產生對流，就發生風的現象。那麼行者從平常粗重的呼吸，經由打坐之後心較細，呼吸也逐漸變得較細微，此時內外的氣壓尚未一致，體內氣壓就較大。如果在平常狀況，自主意識強，還有環境的關係讓我們自制，身體可能不會動起來。但在靜坐中，自主意識較弱，心專注於所修持的方法，身體不免自我調整，就動了起來；有時局部動，有時全身動，可能產生無規則的運動，也可能作有規則的運動，這是受過去、今生的習慣串習的影響，而由潛意識自我聯結所產生的動作。

這些自發性動作，有時類似手印（與其過去薰習有關，有些是潛存於潛意識當中，自己也不知道，所以極為驚訝），有時也能發展出拳法，因為此時身動是由內在的氣息引發，其中有些人身體也由於心靜或是念、動配合的結果，有較大的能量，所以動作特別直接有勁，力量十分驚人。這中間的道理十分清楚，一點也不奇異，但有些人繪聲繪影，將之與啓靈等說法結合，結果以自我意識引導潛意識動作而不自知。

人的意識力量十分驚人，只是我們沒有引發而已，專注的力量有時甚至可以影響物質世界，所以此時發出強大的力量是一點也不必驚奇的。在這種現象之下又有見神、見鬼、見光、聞香等種種現象產生，這些現象多是自我刺激腦神經所引發的。現在的生理科學實驗已經證明以微電流刺激腦的某一個區域，可能會聽到你自己所熟悉的音樂或是有見光、聞香等種種現象。當我們以自我意識引導會產生電流，刺激頭部的某些區域，因而產生了幻相乃至見佛、見神，都是很容易明白的。但是有些人以幻爲實，至此就走進了幻覺的世界，有一些人更因此引動了外部存在的生命，與其幻識結合，做出許多神奇的事情。

不管是自我的幻識，或與外在的生命聯結，多有奇特的能力產生，例如先知、治病等等能力，此等人起先心智尙能維持正常，但慢慢的就走入悲慘的虛幻世界，甚至進入精神病院而難以復原了。

有許多人學了啓靈，或是一些奇特的法門之後出了毛病，希望能得到醫療，但他們心中已經深植了許多錯誤的觀念，若此時將其身心調整好，過一段時間，還是會有問題產生。如果不破除那些錯誤的想法，將來還是會走回舊路的。倒不如換個環境，遠離這些會激發內在幻想的東西，好好的修養，過著輕鬆快樂的生活，注意飲食的調養與運動，等到把這些狀況淡忘了，恢復正常後，再從頭開始，否則是愈弄愈糟的。

修行人最怕的是心魔，所謂的心魔就是根植在心中的錯誤觀念，當你斷除了心魔，還有什麼外魔能侵擾你呢？禪定學是很合乎科學的，而且能開發生命內在的潛能，深掘潛在的意識。所以，禪定的修習也可以稱爲開發潛意識的方法。當我們成佛了，就不再有潛意識在暗中控制我們，對於一切就能明瞭無執了。但是在禪定的修持過程，會引發許多偉大的心靈力量，此種心靈力量甚至能自在的改變外在的物質世界，但這種能力並不重要，最重要的是要能改造內在的心靈。這些心力作用乃至所謂的神通，都是很合理可以解釋的，並非奇異不可理解，不宜用錯誤的看法去玄想，否則將自誤誤人了。

在習因或報因兩種善根發相發起時，因爲行人根性相異，而有不同。有些行人，只發報因之相，不發習因的善心；有些行人，則發起習因善心，但卻不發起報因之相；有些行人，則習報二因兩者皆發；有些行人，則兩者俱不發起。此等因緣，甚深難解。

在佛陀的時代，有一次阿難自己以爲已透徹瞭解因緣法了，十分高興，但是佛陀告訴他，緣起甚深不是他所了解的那麼簡易。事實上，緣生的實相牽涉到宇宙的整個變化，其究竟之處，唯有諸佛，才能究竟了知。

我們在禪定中，會見到過去、今生所起的一切煩惱惡業，而在靜心當中，散心善根亦會現起。我們常說「菩薩畏因，衆生畏果。」在有禪定經驗的人的身上，是極容易體會的。一個深習禪定的人，過去的一切種種，乃至一念的不善，都昭然自明一絲不得苟且。

善根發相現起時也須加以揀擇，如果這些相發起時，會令行人心識動亂，或是更加增長煩惱，產生逼迫障礙的覺受，而有諸多妨難，破壞定心，此等多爲魔之所作，當速除之。如果是眞正的善根發相，行人自覺見此相後，雖然未證禪定，而身心明白，諸根清淨，身體康健有力，所爲吉祥如意，善念開發。自此之後，自覺心神，容易控制，身心安穩，無有過患，這才是眞正的善根發相。

善根發相發起時，如果是報因之相，則暫時現起，即便謝去；如果是習因心善之相，則能發起心善相續不斷；如果是魔所作相，則會久久不滅，雖謝還來，逼亂行者。善心暫發還滅，或有時變成惡念，當分別之。

善根發相的現起並非只在定前發生，有時也會在深定中現起，但一般而言，外善屬於粗相，原則上多於入定之前發起。

二、內善根發相

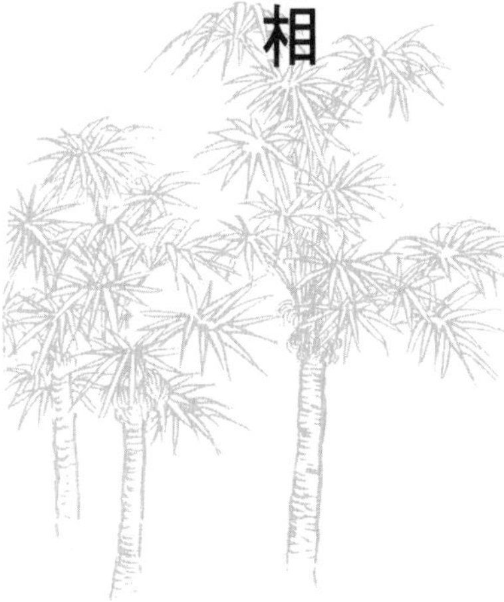

內善根發相，即修習諸禪法門，所開發證得的善根之相。本來禪定法門無量，所開發的內善根也無量。若以五停心觀總攝一切禪門，內善根發相則可通諸禪定三昧證境，但以下所談的內善根發相，則是多就欲界、未到地定而言。內善發起又有兩種，一種是行人修止扶起夙世所習的禪定內善；一種是行人修習該種禪定所引發的內善，兩種不同。

息道善根發相

息道善根發相，有三種善根發相不同：㈠數息善根，㈡隨息善根，

㈢觀息善根。

㈠**數息善根發相**：行人修習止觀，身心調和，發起欲界及未到地等諸禪，身心湛然空寂，定心安穩，於此定中，忽然不見身心相貌。而後定心不退，在此定心中，忽然察覺身心自然運動，十六觸次第而起。當觸發之時，身心安定，快樂清淨，喜樂善心安穩不可言喻，此即是發根本初禪善根之相。

㈡**隨息善根發相**：於欲界、未到地靜定心中，忽然能覺察到息的出入長短，而且徧身毛孔極爲虛疏，心眼變得極爲明利，依此而能見到身體內外的三十六物，猶如開倉一樣，能見到倉庫中的穀、粟、麻、豆一般。此時，心中起大驚喜，寂靜安樂，甚至能除掉身心中粗的覺受，即所謂的除身行，乃至心中受諸喜樂，證得十六特勝的善根發相。

㈢**觀息善根發相**：在欲界、未到地定的靜定心中，忽然見到自身氣息，從毛孔中出入，徧身無礙；心念逐漸明利，能見身中有數重的皮，乃至骨肉亦可見到；身體內部的諸蟲，粗細長短，言語音聲等亦可見到，此時的定心喜樂倍於以上兩者。有時或見自身猶如芭蕉、聚沫、雲影等，這是通明觀的善根發相。

不淨觀善根發相

不淨觀中之九想善根發相，爲在欲界、未到地定靜定心中，忽然見到其他男女死屍膿脹而心中驚悟，自知由於往昔惛迷，沈溺五欲，此時對所愛五欲，心極厭患，決定永不親近。或是見到青瘀、血塗膿爛、噉殘狼藉、白骨散壞等相，這都是不淨觀中九想善根發相。

慈心觀善根發相

慈心觀善根發相可以區分爲：㈠衆生緣慈；㈡法緣慈；㈢無緣慈等三種發相。

㈠**衆生緣慈善根發相**：在欲界、未到地定靜定心中，忽然發心慈念衆生，先見親人得樂之相，而發定境，心中安穩快樂；乃至中人、怨仇者，都能見其得樂之相，無瞋無恨，無怨無惱，廣大無量，徧滿十方，名爲衆生緣慈善根發相。

㈡**法緣慈善根發相**：在欲界、未到地定靜定心中，忽然自覺一切內外，不過是五陰、十二入、十八界而已，現象起時只有法起，滅時也只是法滅，根本不見衆生及我之主體與我所有者，但有五陰，在受陰當中有樂受產生。如是確然了知已，即緣此樂受，發起慈心定，無瞋無恨，無怨無惱，廣大無量，徧滿十方，是爲法緣慈善根發相。

㈢**無緣慈善根發相**：在欲界、未到地定靜定心中，忽然覺悟一切諸法，非有非無，不見有無兩邊；所謂的衆生與非衆生，法與非法，皆不可得，如此則無所緣。以無所緣的緣故，顛倒夢想自然止息，寂靜安樂，心與慈心定相應，等觀一切衆生，同此安樂，無瞋無恨，無怨無惱，廣大無量，徧滿十方，是爲無緣慈善根發相。

因緣觀善根發相

因緣觀中亦有三種善根發相：㈠三世十二因緣；㈡果報十二因緣；㈢一念十二因緣。

㈠**三世十二因緣善根發相**：在欲界、未到地定靜定心中忽然覺悟心生，推尋過去、現在、未來三世，而見過去無明以來之狀況，不見人、我、無明等法相，即起不斷不常之中道正見，破種種邪見，心得正定，得安穩寂然，觀慧分明，通達無礙，身、口、意清淨，正行成就。此乃三世十二因緣觀慧善根發相。

㈡**果報十二因緣善根發相**：在欲界、未到地定靜定心中，忽然心識明利，能自推尋，自己初生之時，攬父精、母血和合身分以爲己有，因而有我。彼時名曰「無明」，有因緣故而有行、識乃至老死等，名爲「十二因緣」。初生之時無人亦無我，只是父母精血身分與無明的結合，而此三事不實，畢竟無明等十二因緣諸法，並無何依恃之處。如是正念思惟，自能破除有、無二見，歸心正道，與正定應，慧解開發，離於一切邪行，此是果報十二因緣觀智善根發相。

㈢**一念十二因緣善根發相**：在欲界、未到地定靜定心中忽然自覺，剎那之心無人無我，自性本自無實。何以故？一念起時，必藉因緣！言因緣即具十二因緣，因緣本無自性，一念起時豈有爲實之理；如果不得一念之實，即能破除一般世間妄計實我之邪執，心與正定相應，智慧開發，猶如泉湧，身、口、意清淨，離一切邪行，是爲一念十二因緣善根發相。

念佛善根發相

有三種念佛善根發相。㈠念應身佛；㈡念報身佛；㈢念法身佛。

㈠**念應身佛善根發相**：在欲界、未到地定靜定心中，忽然憶念佛陀的功德，即起是念：佛陀往昔無量劫中，爲一切衆生的緣故，修行六波羅蜜，一切功德智慧圓滿，身具三十二相、八十種好與一切光明，心有智慧圓照，能降伏諸般魔怨，無師自悟，自覺覺他，轉正法輪，普度一切衆生，乃至入涅槃後，其舍利、經教亦持續的廣大利益一切衆生，如是等無量無邊的功德。作此念時，敬愛心生，三昧開發，入定安樂；或在定中，見佛身相，善心開發，或是聞佛說法，心生淨信之解。如是等勝善境界現前，即爲念應身佛善根發相。

㈡**念報身佛善根發相**：在欲界、未到地定靜定細心之中，忽然憶念十方諸佛，眞實圓滿的果報之身，湛然常住不壞，色、心清淨，微妙寂滅不可思議，功德智慧充滿法界；不生不滅，無作無爲，爲度化衆生的緣故，於十方佛土，普徧應化，示現生滅無常之象；如是功德無量無邊，不可思議。作此念時，心定安穩，三昧開發，慧解分明；或是在禪定中，見到不可思議佛法境界，而出生無量願行，無量功德，無量智慧三昧法門，是爲念報身佛善根發相。

㈢**念法身佛善根發相**：在欲界、未到地定靜定心中，忽然憶念十方諸佛的法身實相，猶如虛空，即時覺悟一切諸法本來不生，今則無滅，非有非無，非來非去，非增非減，非境非智，非因非果，非常非斷，非縛非脫、非生死、非涅槃，湛然淸淨，有佛無佛，性相常然；諸佛出世或不出世，法性常住。衆生諸佛同一實相，即是法身佛。所以《大品經》中說：「諸法如實相，諸法如實即是佛，離是之外，更無別佛。」如此念時，三昧現前，眞慧開發，即時能通達無量法門，寂然不動，一切不思議境界，皆現現定中成就之相，名爲念法身佛善根發相。

三、善根發相之驗證

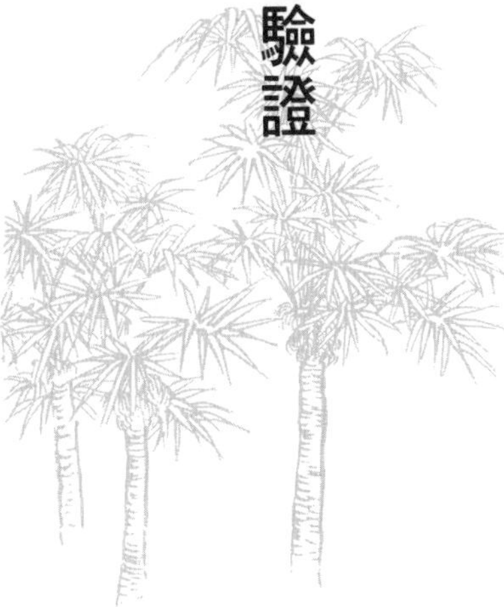

在修學禪定的歷程中，會有種種現象產生，這些現象需要分辨清楚，不可妄生取捨執著。

禪定現象有眞有僞，有時是幻相或是歧途，如果以爲是善根發相，而妄生取著，則容易引發邪僻，造成障礙。當然，對一切現象的產生，若能根基於「見一切諸相非相」的見地，照直修去，自可無視於這些現象。但可惜的是，大部份修行人，還是有所執著，故需仔細分辨。

在諸禪三昧發起時，我們可以兩種方法來驗知其眞假。一種是以相驗明，一種是以法驗明。

以相驗證

相有正有邪，例如根本初禪中，諸觸次第發起之時，隨發一觸，若有邪法伴隨而生，即是邪相。在禪定過程中，會有種種的相產生，行者當循理分別。此處但舉出一些實例，使行者有所揀擇，首先舉出十種相其過與不及的現象，形成二十種邪相：

㈠**觸相不如法**——增減：在動觸發起之時，有些行者身動，手脚亦跟著起動，外人見他兀兀如睡，似被催眠一般；有時好像著邪、著鬼，有如乩童般，身手紛然亂動；或在坐中見到諸般異境引發身體亂動，這些都屬於身體觸動得「增相」，即是身體動的超乎正常的現象。所謂身體觸動的「減相」，即在動觸初發時，或上，或下，但未及偏滿全身，便漸漸的滅壞停止，甚至境界全失，坐時蕭索無力，無法持身使身相正直，這是動觸未偏全身的「減相」。

㈡**定相不如法**——定亂：動觸發生時，心識及身體，被定境所縛，不得自在；有時因而進入邪定，乃至入定七日不出，這是「定相太過」的現象。在一般人的觀念中，以為打坐入定，就是身心無所動作，禪定如果是如此的話，則與草木山石有何不同？禪定是心靈境界的提昇現象，並非是斷除一切知覺，落入昏沈無記，這是要認識清楚的。如果動觸發起時，心意撩亂，攀緣不住，卻又是「亂相」。

㈢**空相不如法**——空有：「空」的現象，是當觸發之時不見自己的身相，以為已證入四空定，事實上尚相差甚遠。「有」的現象，是觸發之時感覺身體極為實在而且堅韌，宛如木石一般。

㈣**明相不如法**——明闇：「明」者，當觸發的時候見外邊有種種光色，乃至見到日月星辰，青黃赤白等種種光明，是為過明之相。「闇」者，乃是觸發之時，即心中暝暗，無所覺知，如入暗空之相，此乃過暗。

㈤**喜相不如法**——憂喜：當觸發之時，其心憂煩，熱惱不安，憔悴不悅，是為「憂」相。「喜」者，乃是觸發之時心中大喜慶悅，但卻湧動不能自安，影響定境。

㈥**樂相不如法**——苦樂：「苦」者，乃是觸發之時身心處處感覺痛惱。「樂」者，乃是觸發之時甚為快樂，但卻貪著纏綿，不能離卻。

㈦**善相不如法**——善惡：「善」者，乃是觸發之時，著念於一般世間散心的外善覺觀，不能安於定境，而致破壞三昧境界。「惡」者，則為觸發之時，即無慚愧之心，諸般惡心生起。

㈧**智相不如法**——愚智：「愚」者，乃是觸發之時心識愚昧，惛迷顛倒。「智」者，乃是觸發之時，心識極利，知見聰辯，但卻心生邪覺，終致破壞三昧。

㈨**解脫相不如法**——縛脫：「縛」者，為觸發之時諸般煩惱覆蔽心識，使之不得自在。「脫」者，則為觸發之時，以為證得空或無相之定，得道得果，已斷諸結使得到解脫，而生起增上慢心。

㈩**心調相不如法**——心強軟：「心強」者，為觸發之時其心剛強，出入不得自在，好比瓦石一般，堅硬難以迴轉變化，不能隨順善道。「心軟」者，則觸發之時心志軟弱，極易敗壞，猶如軟泥一般不堪作為器用。

以上二十種惡觸皆會擾亂行者禪坐之心，破壞禪定，令行者心生邪僻，是爲「邪定發相」。

這些邪法發起之時，如果不辨邪僞，將心生愛著，有的因此而失心狂逸，或歌或哭，或笑或啼，有時驚狂漫走，有時得病等生起種種障害，宜善自分別。

若這些邪法發起之時，與其他鬼神法相應，而不自覺知，則於其所得的禪法中，鬼神會隨念得入，因而證得鬼神法門，鬼神加其勢力，使之發深邪定及智慧辯才等，能知道世間吉凶禍福，神通奇異，現出希有之事，感動衆生，廣行邪化。但世人對此不知，以爲見到異人，謂是賢聖，深心信服，種種顚倒，甚爲可憫。

所以習禪之人絕對不可貪著境界，如果能夠對一切境界能「見一切諸相非相」不著邪定之法，則一切邪法自失，不能著身，三昧正受，自亦能次第證明。

如果動觸發時，沒有以上二十種惡法，自然具足十種善法：一、觸相如法；二、定相如法；三、空相如法；四、明相如法；五、喜相如法；六、樂相如法；七、善相如法；八、智相如法；九、解脫相如法；十、心調相如法。何謂「如法」？即是安穩清淨，調和中適，無過與不及，是爲如此，此方名爲正相。

以法驗證

有些禪定境界與正禪相似，其相則微細難以分別，應以如下三種方法驗知：一、以定心研磨；二、以本法修治；三、以智慧破析。

㈠**以定心研磨**：如果動觸發起之時，邪正不能分別，則應當深入定境，於所發的境界之中，不取不捨，只是平心安住；如果是善根發相，定力愈深，善根愈發；如果是邪相，不久自壞，不能著之。

㈡**以本法修治**：如果發不淨觀的禪定境界，仍續修不淨觀，隨所修習，境界增明，此則爲正相；如果以本法修治，漸漸其相壞滅，這即是邪相。

㈢**以智慧觀察**：觀所發境界，推檢根源，不見生處，深知一切諸相本自空寂，心不住著，邪相自然滅除，正相自然顯現，如鍛鍊眞金一般，如果是眞金則光色益顯，如果是僞金，則自然變色。

四、禪定的修證境界

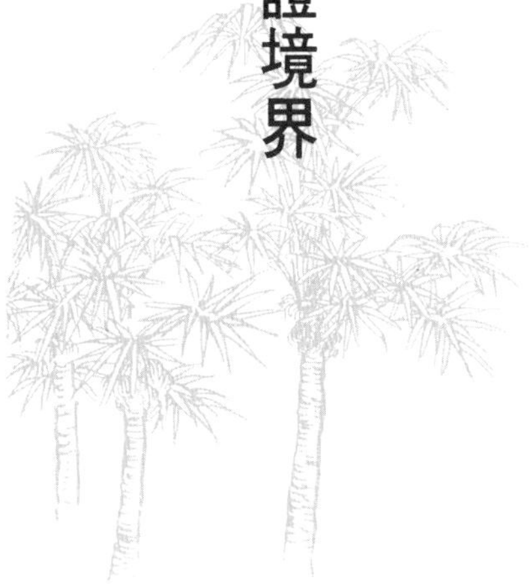

禪以修證爲目的，但禪之修證有深有淺，有外有內，各各不同。如圭峯宗密大師所說：

「禪則有淺有深，階級殊等。謂帶異計，欣上厭下而修者，是外道禪。正信因果，亦以欣厭而修者，是凡夫禪。悟我空偏真之理而修者，是小乘禪。悟我法二空所顯真理而修者，是大乘禪。若頓悟自心本來清淨，元無煩惱，無漏智性本來具足，此心即佛，畢竟無異。依此而修者，是最上乘禪，亦名如來清淨禪，亦名一行三昧，亦名真如三昧。」❶

而天台智顗大師亦言：

「今明修證中，自開為四：第一、修證世間禪相，第二、修證亦世

間亦出世間禪相，第三、修證出世間禪相，第四、修證非世間非出世間禪相。」❷

一般言及色界根本正定，說有四種，即初禪、二禪、三禪、四禪；有些派別則於四禪前加上未到地定，另外更有加上欲界定，總共爲六地定者。

欲界定

欲界中有三種禪定現象：㈠粗住心；㈡細住心；㈢證欲界定。

㈠**粗住心**：因修習諸禪方便，而身端心攝，氣息調和，覺心能泯然逐漸虛凝，其心在所緣修法，而不馳散不復緣慮他事，名爲粗住。

㈡**細住心**：於得到粗住相後，其心自能任運安住，逐漸轉細，即得細住心。當得到粗、細住，或將得之時，必「有法持身」，此法發起時，身心自然正直，坐不疲倦，如有物持身。若只有些微的力量扶助身體，使之正直，是良好的持身法；如果持身的力量堅強有勁，來時強勁，去時寬綾困人，是為粗的持身，這並非良好的持身之法。

㈢**欲界定**：心既已微細，此時明覺之心自然明淨，與定相應，定法持心，任運不動，無分散之念，但是因為欲界報身之相，尚未捨盡的緣故，所以名為欲界定。

欲界定，智多而定少，法心淺薄，沒有支持之法支助，所以定境易於退失。會退失禪定的，有內外兩種因緣：

1.從外緣失定：得定之後，由於不善用心，不能以內外方便巧妙對治，而於中途退失禪定。有些行者得定之時，於不當之動機或因緣，有時向人宣說，或是現出定相，令人覺知；有時則因為有種種事緣，如生病、忿怒等種種外事，而於其中不覺不識，障法產生，而失去定境。

2.從內緣失定：有六種法能失禪定：⑴希望心；⑵疑心；⑶驚怖；⑷大喜；⑸重愛；⑹憂悔。在此當中，希望心是在未得禪定之前而有；疑心、驚怖心、大喜心、重愛心，則是在入禪之中現起；憂悔心則現於出禪定之後。此六種皆能滅破定心，令定心退失。

未到地定

在得欲界定之後，忽然身心泯然空虛，失去欲界之身，比如在坐中不見頭手，宛若虛空，此即爲「未到地定」。所謂未到地，乃是因爲此地能夠出生初禪的緣故，即此定爲初禪方便定，也叫做未來禪，亦名爲忽然湛心。

證得此等定境，有時會有邪僞的現象產生，行者應當檢證，如定心過明或定心過暗，皆不正確。明者爲入定之時，見到外境，青黃赤白諸般光色，或見日月星辰、宮殿等事，或能見一切事如得神通，此爲邪僞之相，當去之；定心過暗者，爲入此定時，忽然無所覺知，如熟眠無異，此乃無記昏沈的狀況，能令行人生顛倒心，即當離卻。

初禪

如《大智度論》中所說：

「離欲及惡法，有覺並有觀；
離生得喜樂，是人入初禪。
已得離婬火，則獲清涼定；
如人大熱悶，入冷池則樂。
如貪得寶藏，大喜覺動心；
分別則為觀，入初禪亦然。」❸

初禪發相，爲行者在未到地定中，證得十六觸（或言八觸）的成就，是爲初禪發相。行者從未到地定中，入定漸深，漸漸感覺身心虛寂，內不見身，外不見物，經過一段時間，如果定心不壞，守護增長。在此定中，忽然感覺身心凝然，運運而動，此時乃因行者心漸微細，色界淨色觸欲界身的緣故。

若動觸起時，或從頭、背、腰、肋、足等處，漸漸遍身。身內覺動，而外無動相；當動之時，還覺漸漸有身，如雲如影，宛如風發，微微而動，或從上發，或從下發，或從腰發，漸漸偏身。從頭至足，由上而發者，多成退分；由足而發者，多成進分。

動觸發時有無量功德，略說有十種善法眷屬，與動俱起：㈠定；㈡空；㈢明淨；㈣喜悅；㈤樂；㈥善心生；㈦知見明了；㈧無累解脫；㈨境界現前；㈩心調柔軟。以上十種善法，與動俱生，名為動眷屬，有無量勝妙功德。以下略為分別：

㈠**定**：一心安穩，無有散動。

㈡**空**：動觸發時，空心虛豁，不復感覺到有諸般障礙。

㈢**明淨**：清淨美妙，皎明無比。

㈣**喜悅**：於所得之法，心生慶悅。

㈤**樂**：覺觸法娛心，恬愉美妙。

㈥**善心生**：能生起慚、愧、敬、信之心，心中慚念自己以前不曾得此妙法，以為愧恥；信敬一切堅聖，具深妙之法，敬佩無量。

㈦**知見明了**：不復惛迷，心解明利。

㈧**無累解脫**：無復貪、瞋、痴、掉悔、疑等五蓋，脫離欲界諸障，如入清涼大池。

㈨**境界現前**：心與動觸諸功德，相應不亂，初禪境界，次第現前。

㈩**心調柔軟**：離棄欲界心剛粗獷的現象，心較調柔，能隨意舒捲。

動觸發後，其餘諸觸亦次第發起，皆爲四大所生的現象，所謂的㈠動；㈡癢；㈢涼；㈣暖；㈤輕；㈥重；㈦澀；㈧滑；㈨掉；㈩猗；㈪冷；㈫熱；㈬浮；㈭沈；㈮堅；㈯軟。此十六種觸發起時，都有善法功德爲其眷屬，如動觸中所說。

行者於初禪中發起此十六種功德善法，皆色界的清淨四大，依持於欲界身中而發。故說：色界四大造色，著欲界身中。

色界五陰，住於欲界身中，由於粗細不同，所以諸觸次第生起。在初禪中這些觸樂的產生，乃是由於修習諸禪的緣故，使色界定法，住於欲界身中，色界定法與欲界報身相觸，所以十六觸次第而生，此皆爲四大所生的現象。由地大而生者爲重、沈、堅、澀；由水大而生者爲涼、冷、軟、滑；火大而生者爲暖、熱、猗、癢；風大而生者爲動、輕、浮、掉。四大皆有其特有的性質，堅、冷、熱、動為所顯現的特性；但以互為兼蓄，故有十六觸。比如熱是火的本相，兼有水的緣故而生暖觸，兼有風的緣故而癢，兼有地的緣故而生猗，以是故有十六觸，其分別極為微細，行者以四大本相之觸覺為主，不必強加分別。

進入初禪對禪定的修持者而言，乃是身、心上的第一次大變化。《金光明經》說：「地、水二蛇，其性沈下；風、火二蛇，性輕上昇。」即已指出其要點所在。在密宗有所謂五輪塔，表現地、水、火、風、空的五種宇宙要素。而且配合人體，以地大——海底輪，水大——臍輪，火大——心輪，風大——眉心輪，空大——頂髻輪，各個位置來表達，自有其深刻的道理。修行者在初禪中能首次體會到五大安住其本位的現象，而在呼吸上也與以往不同，感覺到前所未有的呼吸現象，根本上雖然尚未斷除情欲，但在定中卻能自然離於男女之欲了。

十六觸中，諸觸又各有其功德善法，合起來有一百六十法。行者初始未必盡發。其發起的次第亦未必一定有前後次序，然以四大因緣和合，強者先發，大部份人則是從動觸先發的。

禪又名「支林」，「支」是支離之義，比如樹有根莖有枝條，枝條非止一枝，禪的支義也是如此，從一定心中，出生各種枝條；「林」乃譬諭，許多樹木和合稱爲林。禪也是如此，由各支和合，總名爲「禪」，這是就四禪的證境而言。取共顯著者，共有五支。

初禪五支：㈠覺支；㈡觀支；㈢喜支；㈣樂支；㈤一心支。初觸觸身，初心覺悟，在緣名「覺」；後細心分別十六觸及十眷屬，名爲「觀」；慶昔未得，而今得之，名爲「喜」；恬澹愉悅之心名爲「樂」；寂然不散，名爲「一心」。所以說：「離五蓋、行五法、具五支，入初禪。」

在欲界、未到地定中，雖然有靜定之心，但沒有覺觀等五支支持，定心淺薄，易於退失。若得到初禪，即有覺觀等法，則定心安穩，安固難壞，所以初禪又稱爲「有覺有觀」（或譯爲「有尋有伺」）三摩地。

初禪五支亦各有其相，以下簡單分別：

㈠**覺支**：覺屬身根所攝。吾等有情不同於木石，所以對觸生覺。行者在未到地定中，發十六觸，觸於身根生識，覺前觸之相，名爲「覺支」。覺又名爲「驚悟」，行者得初禪乃是未曾所得的善法，得諸般功德，心大驚悟。往昔爲欲火所燒，得入初禪，宛如進入清涼大池。此覺識生起時，與欲界身根生覺不同。以其與定等功德善法一時俱發的緣故。

㈡**觀支**：初心粗念名爲「覺」，而後細心分別名爲「觀」。觸發之後，以正念之心思量分別：初禪起時與欲界中的善法及未到地定等法大有差異。於初禪諸觸中有種種善法與觸俱發，此在欲界則無。

在十六觸中，其觸相並不相同，如果能知粗則離，知善則修，此細心分別，名之爲「觀」。所以說「粗心在緣名爲覺，細心分別名爲觀」，而覺觀雖在一心之中，但二相並非同時起現。當覺起時，觀則不甚明了；而觀起時，則覺不甚明了。以十二入爲喻，則身根身識相應名爲「覺」，而意根意識相應名爲「觀」。身識屬外鈍之相爲粗，意識屬內利，能分別明細，所以名爲「觀支」。

㈢喜支：細心分別思量覺知十六觸等善法微妙得未曾有，是以心喜慶悅。心中能知所失的欲樂比起初禪之樂，相差甚大。如此覺觀，對我有大利益，深心喜悅，踴躍歡喜，所以名爲「喜支」。

㈣樂支：行者在歡喜之後，其心恬然平靜，受於觸中所生快樂，以樂法娛心，安穩娛悅，名爲「樂支」。

喜、樂的分別宛如覺、觀的分別一般。粗的樂名爲「喜」，細的樂名「樂」；亦可說是粗喜爲喜，細喜爲樂。

喜、樂雖然同爲歡悅之相，但二相不同，心中踴躍名之爲「喜」，心中恬靜名之爲「樂」。行者剛受樂時心生歡喜，未及享受到快樂名喜；而後喜動之情漸息，心中以樂自娛十分平靜名之爲「樂」。譬如飢餓之人得食，初心歡喜，尚未能享受其味，名之爲「喜」；爾後得而食之，能受味中之樂，故名爲「樂」。

㈤一心支：經久受樂，心雖有覺觸等事，但心不分散，安定、寂靜，名爲「一心」。

在初禪十六觸當中，每一觸皆有五支現起。另外一覺觸發起時，亦可說同具五支。覺發之時本來與觸相對，覺觸中的冷、暖名爲「覺支」。當覺之時知冷暖相異，即爲「觀支」。觸發之時，即生喜心；而觸發之時舉身怡悅，即是「樂支」。而此等必與定同時俱起，故名有覺有觀三昧，此即一心支。此可謂五支一時中發，但是並非各支皆顯，所以各各分別，以之俱足圓滿。而五支的起現是用，其體乃爲默然之心體，依此默然心爲定體乃發起五支。

初禪發起時亦有深淺之別，行者不可不知。行者以觀心較粗的緣故，所以初禪發起時，在定中並不能細心覺照，所以不能明照覺觀，因此，心較矇昧，定力較淺。

定之深淺亦可以同類、異類來分別，如一觸發起，漸漸深入，此爲同類；如果一觸謝後，餘觸定境漸漸轉深，名爲「異類」，五支亦同。

初禪十六觸，有些行者並未全部發起，也得名「初禪」。因爲一觸當中亦具有十種善法眷屬及五支成就。但此等不能名爲具足初禪，只有十六觸全部具足，方名爲「具足初禪」。

證得初禪的人亦以根性的不同，而分爲以下四種：

㈠**退分**：如果行者得到初禪，或以某些特殊因緣，或沒有其他因緣，結果退失初禪境界，這種根器者，名爲「退分」。有些退了初禪之後，再修還能得入，而有些人再修也難以得入了，這是因爲過去、今世生起障礙之法。現代人能進入初禪者極少，而能不退者亦極難得。

㈡**住分**：有些行者得到初禪後，即不退失，定心安穩，住於初禪。此中有些人任運自然即能安住禪境，而有些人卻必須勤加守護才行。

㈢**進分**：有些行者於得到初禪之後，便能更進勝位，能進得上地，名之爲「進分」。有一些人可不加功力任運自進上地，而大部分人卻須勤修苦練，方有進境。

㈣**達分**：有行者得入初禪後，在此定中，即能發起無漏正智，達於涅槃聖境，此非有利根大福德之人不能有此；亦有兩種人，一種任運自達聖境，一種是修觀而破無明，達於無漏。

初禪之功德：一者離過，二者得善心，即所謂離與具。離是離五蓋：㈠離貪欲蓋：離欲界粗淺之樂，而得初禪細妙之樂。因初禪清淨之樂，故能離五欲。㈡離瞋蓋：欲界有諸苦之緣逼迫，所以會生起瞋念。而得初禪時，沒有諸苦逼迫，樂境在心，所以無瞋。㈢離睡眠蓋：得初禪之時，身心明淨，定法所持，心不昏亂，觸樂自誤。但並非不睡眠，行者當能分別。㈣離掉悔蓋：禪定持心，使之任運不動，所以能離掉，由有掉故有悔，如離掉即無悔，所以能離掉悔蓋。㈤離疑蓋：未得初禪之時，懷疑到底有定無定，而今親證禪定，疑心即除，能夠離疑。所以得到初禪能有離過之德，而得初禪亦能具足善心功德，如前所論五支功德善法及信、戒、捨、定、聞、慧等善心之法。

二禪

知二法亂心，雖善而應離，
如大水澄靜，波蕩亦無見。

譬如人大極，安隱睡臥時，
若有喚呼聲，其心大惱亂。
攝心入禪時，以覺觀為惱，
是故除覺觀，得入一識處。
內心清靜故，定生得喜樂，
得入此二禪，喜勇心大悅。❹

二禪爲無覺無觀三昧，於初禪後一心修持，得中間禪，斷覺。入二禪，得二禪內淨，斷觀，以其覺觀語言已滅，也名爲「默然定」。如果得到無漏正慧而入此定，即名爲「聖默然定」

要從初禪修進上地二禪，在心理上須具備六行的認識。所謂六行即是在初禪的默然心中：㈠、厭離覺觀，知道覺觀二法動亂，逼惱定心，觀初禪爲「下苦」。㈡、初禪乃由覺觀觸動而生喜樂之定，所以名之爲「粗」。㈢、此覺觀之法，名爲「外垢」，能礙二禪內淨，名之爲「障」。㈣、二禪內淨安穩，勝過初禪的覺觀動亂之定，故當「攀上勝」。㈤、二禪喜定因內淨而發起，所以爲「微妙」。㈥、若得二禪，即心能出離覺觀等障礙，名之爲「出」。

行者知道初禪的過患，能障礙二禪的發起，欲遠離初禪境界有三種方法：一、不受不著故能離初禪。二、訶責故能離。三、觀察分析故能離。比如與人共事，見到他的過失，欲令他離去。智慧比較明利的人，自然能知道情況，自行離去；有些人則必須與之明說訶責，方知離去；有些人訶責亦不走，只有運用各種方便逼使他離去了。

行者能得深心，訶責初禪覺觀，覺、觀滅已，五支及默然之體皆謝而離初禪。在離去初禪，二禪未生之際，於其中間，也有定法，亦能名之爲「禪」。但是因爲沒有扶助支持的法，所以並不堅固。古來多稱爲「轉寂心」，或名爲「觀相應」。此定乃以六行觀爲體，住在此定中，如果離開六行觀，則多生憂悔，如果憂悔心生，則永不發起二禪，乃至轉寂心亦將失去；有時更發初禪覺觀，有時連初禪境界，都退失殆盡。因爲此禪之中無法自居，如不與六行觀心相應，而生憂悔心，則如行百里而至九十者。此觀又名「無覺有觀三昧」。

如果行者於中間禪中，心不憂悔，一心用功，專精不止，其心逐漸澹然澄靜，無有分散，名爲（二禪）「未到地」。所以細分四禪亦可說四未到地定，四中間禪。如能不失不退，專心不已，其心豁然開發，明淨皎潔，定心與喜同時俱發，宛如人從暗室中走出，見日月光明，其心豁然明亮內淨，而十種功德善法眷屬與之俱發，如初禪發相。但初禪乃從外觸而發，但二禪則由內淨而俱發，兩者不同。

二禪喜樂的發起，不從外來，乃於一心澄淨，而生大喜美妙，清淨勝於初禪。二禪名爲「內淨」，以其離於外塵，亦以離於初禪內垢之故而名。初禪之中，得諸觸樂，身即明淨兼得使心明淨，因爲觸是身識相應所以稱爲外淨；而二禪則以心識相應而得明淨，所以稱爲內淨。內淨亦是心淨，淨從心生兼令身得清淨。初禪心爲覺觀所動，名爲「內垢」；得二禪之後，內心無有覺觀動心，名爲「內淨」。初禪從覺觀中生喜樂，與身識相應；而二禪之喜樂乃從心生，與意識相應，兩者不同。

二禪有四支：㈠內淨；㈡喜；㈢樂；㈣一心。內淨支乃是行者離覺觀，依於內淨心而發定，心中皎潔分別，無諸垢穢，所以名為「內淨支」。喜支乃定與喜俱時發起，行者深心慶悅，於內心生起喜定，十種功德善法眷屬俱時生起，娛悅無比，名為「喜支」。樂支乃是行者受於喜中之樂，其心恬澹怡悅，綿綿快樂無已，名為「樂支」。一心支乃是受樂心息，不緣於內定喜樂，也不緣外念思想，一心不動，名為「一心支」。

二禪以四支為用，默然心為定體，由體起用，與初禪相同。

三禪

攝心第一定，寂然無所念，
患喜欲棄之，亦如捨覺觀；
由受故有喜，失喜則生憂，
離喜樂身受，捨念及方便。❺

行者欲得三禪，須觀二禪為過失，訶責二禪的喜相，如上述所說訶責初禪的方法。二禪雖然從內淨所主，但是大喜湧動，定境並不牢固。此時不可生出戀著之心，一心專念三禪功德，能捨大喜及二禪默然之心體。如初禪所用的方法：㈠不受不著；㈡訶責；㈢觀析而離二禪的大喜粗相。此時既不受喜，喜與默然之心自謝。在三禪未生起之前，中間亦有禪定，行者此時不可生出憂悔之心，否則不但不進上勝地，亦可能退失境界。

行者如於中間禪中一心修行加功不止，專志修習，甚心湛然安靜，此時樂定尚未發起，但不加功力心能自然澄靜，是爲三禪未到地相。而後其心泯然入定，不依於內外，與樂俱時發起，亦有諸善法功德眷屬隨起。但此時無二禪之大喜勇動，只有綿綿無已的大樂，從內心發起，其心樂美妙，難可比喻。

而樂定初生之時，尙未具足偏身，中間有三種過患，當注意避免：㈠、樂定太淺，行者心自沈沒，少有智慧功用。㈡、樂定微小，而心智湧動大發，不能得其安穩。㈢、樂定之心雖與慧力相等，但綿綿美妙的快樂，使行者心易迷醉，而生貪著。三禪乃世間第一大樂，非大丈夫，極為難捨。

如禪發之時，有以上三種過患，則樂定不能增長，徧滿全身，此時行者應當自己善為調適：㈠、若心沈沒之時，當用正念、精進、慧觀等法警策使之升起。㈡、若其心湧發，當以三昧定法攝心，使之靜定。㈢、心如果迷醉，當念其後的大樂及一切勝妙法門，自為醒悟，使心不著。行者如果能善修以上三法，自為調適三禪樂定，樂法自會增長，徧滿全身，具足三禪，受三禪徧身之樂。

三禪樂徧身時，全身毛孔，悉皆欣悅。此時雖無外塵與身根相觸，而樂法由內而出，充滿諸根，五根之中悉皆悅樂。但是因無外塵相對，所以不發五識，情依於身，身樂徧滿，情得通悅，而樂與意識相應，以識內滿的緣故，所以三禪之樂，徧身而受。

初禪之樂乃從外而發起，與身識相應，與意識不相應，所以內樂不能充滿。二禪之樂雖然從內發起，然而是從喜而生，大湧動心，與喜根相應，但與樂根不相應。因樂乃依於喜而發，二禪之喜尚未偏滿，所以不能發三禪大樂。三禪之樂乃從內發，以樂爲主，內無喜動，以念慧因緣，使樂增長，偏身內外充滿愉悅快樂，世間第一。

三禪有二時快樂：㈠、受樂㈡、快樂。快樂之樂乃是樂定初發之時，尚未偏身；而受樂之樂乃是樂定增長，從身而受，例如石中的泉水，從內先湧出，而後盈滿流之於外，偏滿溝渠之中。

三禪有五支：㈠捨；㈡念；㈢智；㈣樂；㈤一心。捨支乃是得三禪之定時，捨棄二禪喜心不悔；亦可說捨離前述之過名之爲「捨支」。念支乃是既得三禪之樂，正念使用三法守護，令樂增長，名爲「念支」。智支乃是善巧以三法，離三過名爲「智支」。樂支爲快樂，樂偏身受。一心支爲受樂心息，一心寂定。此中捨、念、智三支爲方便支，以調適樂定，令樂得增長偏身；而樂與一心二支爲證支，二者一時而發乃三禪證境的主要現象，與二禪相同。此五支爲用，而以默然心爲體。

四禪

聖人得能捨，餘人捨為難。
若能知樂患，見不動大安，
憂喜先已除，苦樂今亦斷。
捨念清淨心，入第四禪中，
第三禪中樂，無常動故苦，
欲界中斷憂，初二禪除喜。
是故佛世尊，第四禪中說，
先已斷憂喜，今則除苦樂。❻

四禪亦名「不動定」，亦名爲「捨具禪」。此定發起時，體無苦樂，與微妙的捨受，此定與捨根相應，所以名爲「捨具禪」。

行者欲修習四禪，應當深見三禪的過患。我們修習禪定本是希望得到禪定的快樂，所以辛苦的勤求，終於獲得之後，必須勤加守護，亦爲之苦，而一旦定境退失，則再受諸苦。譬如世人沒有錢時要賺錢，但等到有錢時，卻深爲守護錢財而苦。所以說「第三禪中樂，無常動故苦」，而此樂法蓋覆心念，使心念不夠淸淨。行者深見三禪的大樂，後有大苦的過患，應當一心厭離，求取四禪的不動定。應當如前修六行之法，應用不著、訶責、觀析三種方法，則三禪境界謝滅，有四禪中間定現，與觀相應，與前述相貌相同。

行者於中間禪中修行不止，得入未到地定，此時心中無有散動，是爲四禪方便定，而後其心豁然開發，定心安穩，出入息斷。定發之時，與捨俱生，無苦無樂，空明寂靜，善法眷屬功德現前。但此時心如明鏡不動，如淨水無波，絕諸亂想，無喜樂動轉之患，正念堅固，猶如虛空，名爲世間眞實禪定，無諸垢染。

行者住此定中，心不依善，亦不附惡，無所依恃，而色法轉妙，內成就淨色之法。此時心中亦無形無質，無諸色相，但以心中有淨色根，於定中對因緣時，能發種種妙色，可通四無量心、八勝處、一切處、十四變化心等色。但不可以其不見諸色，而說是無色定，因爲虛空處定以上，是一切色法，都不現前。現在一切色法，能自在得現，且於定法，無所損減，是爲眞色之定。譬如明鏡之體是淨色淸淨無瑕，所以隨對諸般色相，一切得現，如果沒有淨色爲本，終不會在虛空中，現起諸般色相。

四禪是諸大禪乃至成佛的根本。四禪定於一心，念常淸淨；亦名爲「不動定」或「不動智慧」。在此禪中，如果欲轉緣，學一切事，隨意成就。一切神通變化，演說勝法，莫不從此定而出。

四禪有四支：㈠不苦不樂支；㈡捨支；㈢念淸淨支；㈣一心支。不苦不樂支乃是此禪初發之時，與捨受俱起，捨受之心不與苦、樂相應，所以名爲不苦不樂支。捨支是得不苦不樂定，捨三禪下勝之樂，不生厭悔。而定發之時，心不念著，自能捨離，名爲「捨支」。念淸淨支乃謂禪定分明，等智照了，名爲「念淸淨支」。而定心寂靜，雖對衆緣，心無動念，名「一心支」。

四禪功德雖與前等皆同，但倍勝於上，不可思議。

四禪入定的修學是大部份行者，修習禪定的歷程，但並非絕對，例如修習不淨觀的人，多未經歷三禪，以三禪樂多，二者不相應的緣故。所以諸禪修行次第雖多能與四禪入定比對，但因修法的緣故並非每一種禪定現象都一樣，這是要認識清楚的。

菩薩所行色界諸禪

以上所說爲凡夫四禪，尙是有漏生死之法，但菩薩能於空中起眞實相應禪定。菩薩知五欲、五蓋等諸般煩惱，從因緣生無有自性空無所有，捨之甚易；但一般人顚倒夢想，著於欲事，貪於劣樂，故不能入禪中深妙樂定。而菩薩習禪，乃是爲衆生故起慈悲心，修行禪定。繫心所緣修法，離五欲棄五蓋，入於初禪；滅諸覺觀，攝心淸淨，得微妙之喜，入於四禪；以深喜動散，離於諸喜，得偏身滿樂，得證三禪；離諸苦樂、憂喜，出入息斷，以淸淨微妙之捨自爲莊嚴，入第四禪。

菩薩雖知諸法空相，無禪可證，無定可修，但以衆生不知，所以顯示禪相，教化衆生，由空入假，得眞中道。如果有諸法相，亦不名爲空，亦不捨五欲而得禪，以本無所得故，無捨亦無得。

菩薩亦不以取相著禪妙樂而行禪。菩薩爲智慧成就故而行禪，在一一禪中大慈觀空，起大悲如幻；於禪無所依止，五欲粗誑顚倒，以微妙虛空禪定法對治，藥病相醫爾；若無病時，何處有藥，若大地皆藥，何處非毒？

菩薩但以大慈悲故，爲使衆生不損法身慧命，故說四禪虛空之法，接引衆生，是先以欲鈎牽，後令入佛智的作法。

空無邊處定

四無色定（梵語catasra ārāpya-samāpattayah），爲四種無色的定境之意，又譯爲四空定、四空處定，即一、空無邊處定，二、識無邊處定，三、無所有處定，四、非想非非想處定。這四種禪定境界能超離一切物質現象（色法）的纏縛，依止於精神現象（無色法）而存有，此定從境得名，所以名爲「無色定」。智顗大師在《釋禪波羅蜜》中道：「四空滅色道，心心互相依，亦名四空定。」

在四空定之中，一切現象都是無形無質，宛若虛空般的存在，所以名爲「四空定」，亦名爲「四空定處」。在這四種定境當中，惟有存在於心念與心念之間的相互依止，所以這四種定心亦名爲「定處」，並以所憶念觀照的境界爲依止之處。若欲得證這四種定境，必須修學對治物質現象（色法）的繫縛，並除滅一切物質外境的感受與思惟，藉以除滅一切物質色法的修行，而達到依止於如虛空無色的純粹精神境界，也就是只依存於念念相續，而沒有任何相對的物質色法的現起與思惟的定心之中。

習禪的人在證得四禪的時候，安心安穩，人體的呼吸出入息也自然停住了，此時安住在無苦無樂的境界當中，宛如明鏡般的空明寂靜，亦如同淨水的清明無波。修行人安住於四禪之中，心不依止於善，亦不依附於惡，如虛空般無所倚靠，而且感覺到一切都是無形無質，沒有任何種種的物質色相，這時內證成就了淨色之法。

此時，雖然現證了無形無質，無有物質色相的淨色，但並未成就空無邊處定，因爲空無邊處定，是一切色法，都完全不得現前。但四禪以淨色爲根本，卻在定中相應於因緣之時，能發出種種色相。在四禪當中一切的物質色法能自在的現前，而定境卻無有增減，所以是眞實淸淨色法的定境。四禪就宛如以明鏡爲體一般，是淸淨的色法根本，隨緣的相應於一切物質色相，並使一切物質色法皆得以照現，但四空定卻宛如虛空一般，不能隨意現起色相的。

修行人在四禪之時，要進修空無邊處定，應當如是思維：我現在所修證的四禪定境，是依止於欲界身的，當具足了色界四禪當中的淸淨色法，現在卻感受到無形無質，沒有任何物質色法的境界，這些淸淨的色法何故而不見呢？是否我的心念還是不夠細微、過於粗疏呢？生起此念之後，一心仔細的諦觀自己的身相，觀察身體宛若芭蕉一般，重重虛疏無實，愈觀察愈細密，愈來愈稀疏，到最後身體的支分都完全消失怠盡，不再見到自己的身相。當自己的內身觀照怠盡之後，所有的外界物質色相也同樣的解析入微而觀照盡失了。

要修習證入空無邊處定要滅除三種物質色法：

1.可見有對色：指狹義中眼根中所能攝受的色境，即我們一般由眼中能見到的種種物質色相。

2.不可見有對色：雖然有物質性的存在，但是並非眼根所見的色法，即指聲、香、味、觸等四種外在的法塵境界，以及眼、耳、鼻、舌、身等五根（指能引發意識攝取外境作用的勝義根，而非指一般的五官）。

3.不可見無對色：經由意識所生，而緣於過去所見存在相對障礙的色法境界，即指我們記憶中的物質色法。雖然我們能夠分別明了，但現在卻爲無見無對不可觸摸的境界，雖然無見無對，但我們對於所緣的境界，卻乃然執著不忘所以依舊爲物質色法。

這就如《大智度論》中引述佛所說的：「過一切色相，不念別相，滅有對相，得入無邊虛空處。」其中過一切色相，即爲破除可見可對色。不念別相，即是滅除不可見無對色。滅有對相，即是破除不可見可對色。當我們經由前述的觀照之後，眼中所見的物質色法壞盡之後，此名爲「過一切色相」。而在修習的過程中超越了耳根與音聲、鼻根與香塵、香根與味塵、身根與眾觸等一切境界，使五根與聲、香、味、觸等四塵作用停止壞滅，名滅有對色。而心中不再憶念、貪執種種過去意識中的色相，名爲「不念別相」。此時我們一心緣於空境，憶念空相不捨，色界禪定便自然消謝。此時空無邊處定依然尚未發起，便證入中間禪中。

這時，切勿心生憂悔，再繼續努力精進，一心的憶念空相不捨，心念自然泯然而住，能夠任運安住於次空緣之中，此時爲未到地定相。而後，豁然心開，與空相應，心念光明清淨，不苦不樂的境界更加增長。在深定當中，只見到虛空的境界，而沒有任何物質諸色法的相貌，就證入了空無邊處定了。

此時，雖然心緣於無邊的虛空境界，而意念毫無分散，既無物質色法的纏縛，而且心念意識完全的澄靜而且自在無礙。就如同鳥本來在籠子之中，現在籠子破了，鳥自然得以破籠而出，飛騰自在了。

識無邊處定

要修證識無邊處定，可依觀察空無邊處定的過患，以及觀照破除空無邊處定的境界二種方便來達到。

如何觀察空處定的過患呢？我們了知空處定是與虛空相應的境界，而虛空無邊無際，我們若心緣於無邊的虛空境界，將會宛如所謂的「緣多則散」一般，我們心緣於無量的虛空，即能破除我們的定境。而且虛空是外法，若緣於外法而入定的話，則定是從外而生起，那麼定力將不會安穩；而識無邊處定為內法，假若緣於內法而入定，則能成就安穩寂靜。

而觀照破除空處定的方法，則是觀察虛空所緣的受、想、行、識，是如病、如癰、如瘡、如刺一般不可愛樂，並且是無常、苦、空、無我的，是欺誑不實和合而有的虛幻境界。如此憶念之後，就捨棄虛空的因緣，而將心繫緣於識中。

修行者一心繫緣於現前的心識，而且念念不離，並繫緣於過去與未來的無量無邊心識，如此常憶念於識，並且欲與識相應，使一心變識無有任何的異念。此時，空無邊處的定境逐漸消謝，而識無邊處定尚未出生，此時就生起了中間禪相。我們再以一心緣識，便能逐漸泯然寂靜，任運安住而緣於心識之中，最後豁然心開與識相應，心住於定寂靜不動。此時在定境之中，不會見到任何的事相，只見到現在的心識，念念不住而且定心分明，心識廣闊無量無邊，而在定中，並且能憶起過去已滅的無量無邊心識，以及未來應起的無量無邊心識，所有三世的心靈皆在定中現起與識法相應。

安住於識無邊處定，是以識法持心，而住於無有分散的意念之中，定境安穩清淨寂靜，而且心識極爲明利。

無所有處定

修習無所有處定，亦如同修習識無邊處定一般，可依觀察過患，訶責識無邊處定及觀破識無邊處定的境界來得證。

識無邊處定的定心乃是與識法相應的，若在定境之中，心念與識相緣，則會現起過去，現在、未來的無量無邊的心識。而修行人的心念緣於無邊的意識，則會因爲所緣的心識過多，而散壞定境。不管空無邊處定是緣空而入定的外定，或是識無邊處定爲緣識入定的內定，既然有依止於內識或處境，都不是眞實的寂靜的妙定。所以應當修學更深無心識處的無所有處定，使心念無依無倚，才是眞正安穩的定境。

另外，我們可觀照緣於心識的受、想、行、識，如病，如瘡，如癰、如刺一般，實在是無常、苦、空、無我，欺誑不實和合而有的虛幻境界。如此了知之後，便捨棄識無邊處定，而繫心於無所有處之中。而無所有處，空無有任何所依、所緣的心識，所以能夠爲內靜念息，求取不用一切心識的法門，而了知無所有法，非空亦非識，亦無所分別。如此了知之後，寂靜自心，憶念無所有法，這時識無邊處定即便消謝，而無所有處定尚未證發，此時爲中間禪相。

修行者若能心不憂悔的專精修習不懈，一心安住在內淨之中，空無所依、亦不見於一切諸法；寂靜安穩，心不動搖，這時即能證入無所有處定。證入此定之時，自心怡然寂靜絕斷衆念，一切心想皆不生起。此時連心相也不可見，何況一切諸法的相貌呢？因爲心中無所分別，所以名爲無所有處定。

非想非非想處定

非想非非想處定，是所有世間禪定中最細密、最高的禪定，也是世界存有的最終感受，可以說是世間禪定的顚峰，但是也由於此定太細密了，使修行者的心行不能有利於心想的作用，無法破滅煩惱。所以如果止住於此定，反而無法開悟解脫，不得不注意。

所謂非想，是因爲在這個定境當中，已經滅除了粗想的心念，而其中雖然尚有微細的心想，但由於太微細了，所以無法運思並且難以覺察的緣故，所以稱爲非想，但是由於尚有甚深微細的心念，故又稱爲非非想。

另外我們可仔細諦觀，無所有處所緣的受、想、行、識，如病、如癰、如瘡、如刺一般，實在是無常、苦、空、無我，是欺誑不實和合而有的虛幻境界，如此觀察之後即遠離無所有處定。並且以心觀察非有非無的境界：我們觀察心爲非有，過去、現在、未來求之都不可得，沒有形相也無處所，所以是非有；觀察非無，此心雖然是無爲，但離心即爲無，若心爲無此時又不名爲心，因爲此時成爲無覺也無緣的緣故，所以心是非無的。如此觀察非有非無，因不見有無，一心住於觀緣之中，依此常念不捨，則無所有處定，自然消謝除滅，證入中間禪相之中。

我們如果能繼續一心專精的保持，使心任運安住於非有非無的緣中，忽然之間眞實禪定發起，不見有無的相貌，泯然寂靜，心無動搖，恬然清淨，宛如涅槃之相一般，此時即證入非想非非想處定。一般世間修行人以爲這是最究竟的實相涅槃，愛著於此定境，實在是錯誤的，因爲此定還有生死輪迴中最微細的一念未破除，所以還不能解脫自在。

電光三昧

在四禪入定中，初、二、三、四禪及空無邊處定、識無邊處、無有所處定能發無漏，名爲「七依」；而非想非非想處定，以心力太弱，不能發起無漏。

除了七依處之外，在未到地定亦能發起無漏，無漏疾發、倏如電光，所以名「電光三昧」。

電光三昧亦有暫時見道，得法眼淨者；亦有得無漏，喻爲金剛者。如阿難尊者以多聞故，不能得取無漏，於結集中爲大迦葉所訶，乃自發奮，但策心不發，枚心就枕，頭未至枕，便得無學。所以電光三昧不止能發起初學得法眼淨，亦能得至漏盡，名「金剛三昧」。

中國禪宗向有重慧的傾向，使專修定者較少，但禪師的作略方便，每能使行者得剎那定心，而得電光三昧，乃破諸有。由禪宗公案看來，許多祖師都是以電光三昧而得慧解脫。

滅盡定

滅盡定（梵語nirodha-samāpatti），又作滅受想定，滅盡三昧，即滅盡一切的心與心所（心的作用）而安住於無為聖境的無心位的定境。滅盡定與無想定，二者並稱為「二無心定」。但是無想定是世間凡夫所證的定境，不能以智慧觀破煩惱而滅心識，而是以石壓草，使心念毫無憶想，不能解脫。而滅盡定是佛陀及俱解脫的阿羅漢以智慧破除定障所證得，即是用現法涅槃的智慧勝解之力而修入的。

當修行者修得非想非非想處定之後，世間凡夫以為就是涅槃；而佛弟子了知這個定境尚有三界中最微細的心念，必須觀破，否則不能圓滿解脫，並得除遣一切定力的障礙。因此以佛法的殊勝智慧觀照一切現在苦、空、無常、無我，破滅這三界最微細的心念，而證入受想皆滅，一切障礙皆得解脫的滅盡定中，此時方名爲眞實無心寂靜之處，亦爲永住安樂之處，圓證此定的阿羅漢，亦名爲俱（定慧）解脫的阿羅漢，成爲具足一切自在智慧神通的大阿羅漢。

五、惡根發相

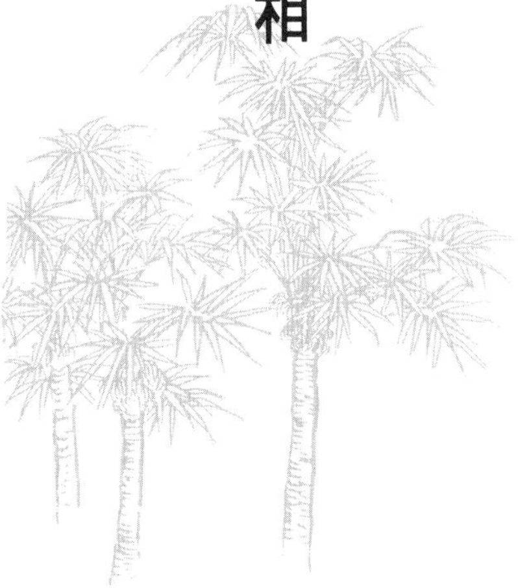

煩惱即是惡法，惡法名數衆多，現以五種不善惡法爲代表，五種不善法爲：一、覺觀不善法；二、貪欲不善法；三、瞋恚不善法；四、愚痴不善法；五、惡業不善法。此中貪、瞋、痴三毒爲煩惱的根本是爲因習，而覺觀與惡業兩者會障礙道業，亦爲不善。覺觀爲帶三分煩惱而生者，亦可說爲習因，而惡業障道屬於報因。

◉覺觀不善法

㈠明利心中覺觀發相：如果行人過去不深重善根，在修定之時不發種種善法，但有覺觀攀緣，念念不停，三毒之中，亦沒有特定的攀緣對象，有時緣貪、有時緣瞋、有時緣癡，所緣之事，了了分明，經年累月不發禪定。

㈡半明半昏心中覺觀發相：行人於攝念之時，雖然察覺覺觀煩惱，念念不住，但隨所緣時，或明或昏，明時覺觀攀緣，思想不停，昏沈時則無記無所覺了。

㈢沈昏心中覺觀發相：行人於修定之時，雖心昏沈，狀如睡眠，但於昏沈中，念念攀緣，覺觀不住。

貪欲不善法

㈠外貪欲煩惱發相：行人修定時，貪欲生起，如果是男子則緣女人，如果是女人則緣男子；取其色貌姿容，威儀言語，則貪欲結使心生，念念不住，此是外貪欲結使發相。

㈡內外貪欲煩惱發相：行人在修定之時，欲心發動，或緣於身外男女的身相、面貌、姿態、儀容，起貪著心；或緣於自己的身形相貌，念念雜著，起諸念愛，是以障諸禪定。

㈢徧一切處貪欲煩惱發相：行人在修定之時，不只貪著內外，而且於一切的五塵境界，皆起貪愛，或貪田園住宅，衣服飲食等。

瞋恚發相

㈠非理瞋發相：行人於修定之時，瞋念突然生起，不問是非曲直，他人是否冒犯無禮，無事而瞋。

㈡順理正瞋發相：修定之時，外人前來惱亂，以此因緣而生瞋覺，相續不息。有些持戒的行者，見到非法破戒之人，而生瞋恚，也屬此類。

㈢諍論瞋發相：行人於修禪之時，執著自己所解之法，自以爲是，認他人所行所說爲非，外人所說，如果不順己意，即生煩惱之心。例如有些人，雖然財帛被侵佔尚能安忍，但是稍於義理上有所諍論，即起大瞋恨，即是此類。

愚痴發相

㈠**計斷常癡發相**：行者在修定之中，不能正觀中道，忽然發起不正思惟，以明利心分別，以為過去之我及諸法滅，而有現在的我及諸法，或是不滅而有現在我及諸法。如此思惟推尋三世，若說滅而有現在即墮入斷見；若說不滅，即墮入常見。行者墮於斷見或常見，皆能障礙正定的發起，不能眞發般若。

㈡**計有無癡發相**：行者於修定之時，忽然分別思惟覺觀，謂我及諸法為實有或實無，或是非有非無。如此推尋，即生執著，以為世間實有或實無，障礙正定，不能眞發般若。

㈢**計世性癡發相**：於修定之時，忽作是念：由有微塵所以有實法，有實法而有四大，有四大故假名衆生及諸世界。如此思惟念念不住，能障正定及般若正智。

明惡業障道發相

㈠沈昏闇蔽障發相：行者修定欲用心時，即便昏沈闇睡，墮於無記之中，無所分別，障礙諸禪定，使之不能開發。

㈡惡念思惟障發相：行者修定之時，雖然不昏沈闇睡，但是惡念之心，欲做諸般惡事，無時暫停，而障礙諸禪定，使不得開發。

㈢境界逼迫障發相：行人於修定時，身或是卒然發痛，覺有逼迫之事，或見自己無頭、無手足、無眼目等，或見衣服破壞，或陷於地中，大火燒身，見從高墮落，惡鬼、虎狼，或夢中見諸惡相等，皆是障道罪相現起，逼迫行人，使之驚怖、苦惱。

惡根發相之對治

上述障礙，可以其下的方法對治。

㈠覺觀發相之對治：覺觀發相，可以數息對治。因為覺觀念念攀緣不住，使之繫心在息，是爲治亂之良藥。

1.明利心覺觀之對治：行者坐中明利之心，攀緣念念不住，應以數息之法，對治其亂。

2.半明半昏覺觀之治：半明半昏覺觀，可以隨息之法對治，心常依息出入，息諸亂心，而知息出入長短照用分明，能破昏沈。

3.昏沈心中覺觀之對治：應以觀息對治。息入時，諦觀：息從何來？中經何處？入至何處？如是出無分散，入無積聚，明心觀照，心眼即開，破諸昏沈，而靜心依息，能破散亂。

㈡貪欲發相之對治：貪欲多者應觀不淨。

1.外貪欲之對治：應以九想觀對治，使見諸死相，破諸貪欲。

2.內外貪欲之對治：應觀內身不淨，處處膿血，破壞可惡，以破內貪愛；而以觀外不淨，如前九想，離外境貪愛。

3.一切處貪欲之對治：當觀一切處大不淨觀，觀一切境男女自身他人，田園住宅，衣服飲食，一切世間所有，皆爲不淨，無有一處可生貪心。爾時於一切處。生厭離之心，則貪欲不起。

㈢**瞋恚之對治**：瞋恚多者應修慈心觀。

1.無理瞋之對治：應修衆生緣慈對治，先取一親人得樂之相，緣之入定，而後中人、怨人皆令得樂，能破瞋惱怒害之心。

2.正理瞋之對治：應修法緣慈對治，五蘊諸法皆悉如幻，不見衆生，豈有是非之事；但以諸受法樂，慈心愛今，不應加惱。是非心泯，瞋心自息。

3.諍論瞋之對治：應修無緣慈對治。行無緣慈時，言語道斷，心行處滅，於一切法，不即不離，非憶非念，若不憶、念，則無有諍論，不生諍心，大慈平等，同於本淨之樂。

㈣**愚痴發相之對治**：應修因緣之法。上處所說的愚癡並非如牛羊一般愚痴，而是聰明利根，卻分別籌量不得正慧者。

1.斷常愚癡之對治：應修三世十二因緣觀法，知一切諸法非常非斷，但是因緣和合爾。

2.有無愚癡之對治：應觀現世十二因緣。此身從緣而生無有自性，不可言有；而如幻流轉亦不可言無，十二因緣皆復如是。非有非無是眞佛法，可破有無愚癡。

3.世性愚癡之對治：見細微之性，能生萬法。當以一念十二因緣對治，行者觀一念中具足十二因緣，當知一無定性，世性不可得，一切無有自性。

㈤**惡業障道發相之對治**：應修佛觀。

1.昏沈闇塞障礙之對治：應觀應身佛。三十二相中隨攴一相，如先取眉間白毫之相，觀想而出；若觀想不成，即當觀相，取一莊嚴佛像在前，一心取相，緣之入定，若不明晰，開眼再觀，復更觀想。如此先取一相，明了之後，次第徧觀，使心眼開明，能破昏沈闇睡之心，念佛功德，能除罪障。

2.惡念思惟障礙之對治：應念報身佛功德。念佛十力、四無畏，十八不共，一切種智，圓照法界，常寂不動，普現色身，功德無量，不可思議，緣報身佛之功德，念念之中能滅諸障，破一切惡念思惟。

3. 境界逼迫障礙之對治：應念法身佛。法性本來平等，不生不滅，無有形色，空寂無為，無為即無境界，何有逼迫之相？知諸境界空，即是對治。此時如念三十二相，即非對治，因為末心緣諸相時，已為境界所惱，再更取相，容易著魔，心入狂亂，豈能不知？今觀法身佛空寂，除諸境界，功德無量，即滅諸重罪。

以上所言，為單純對治之法，其義可廣為推演：若能一心不著諸相，但見諸法平等，不取不捨，照見諸相非相，即是第一義法！何庸對治？

六、禪定諸病及其對治

◉禪病諸相

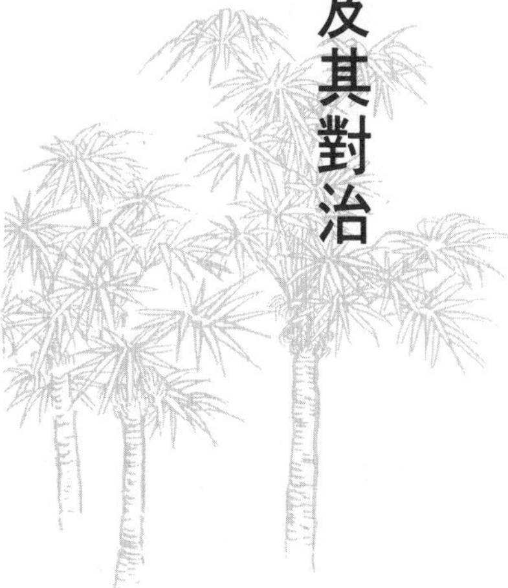

行人安心修道時，身體本有而未發起之疾病，於修禪用心之時，病反而容易發起；或者因為坐中不善於調適身、息、心三者，內、外有所違患，致生起諸病，此即所謂的禪病。

有病應找醫生調治。一般修行人千萬不要在功夫未到之際，就想要以禪定力治病，那多半是得不償失的。但是如果我們能知道一些病源及其原則，善知坐中以心力治病的方法，則能對病有輔助治療之功。

坐禪對許多病有效，而且能使人身心健康，這絲毫沒有問題。但在醫學昌明的今日，當善用這個緣起，不要捨棄醫藥，應使我們身體迅速恢復健康，而後能行於菩提大道，這是筆者要強調的。

以下討論禪病，可分為三種：一、四大增動之病，二、五臟之病，三、五根之病。

㈠**四大增動之病**：四大為地、水、火、風。地大增時，腫結沈重，身體枯脊；水大增時，諸痰脹滿，飲食不消，或腹痛下痢等；火大增時，煎寒壯熱，全身支節皆痛，口乾舌燥，大小便不通；風大增時，身體虛懸戰抖掉動，疼痛轉入筋骨，嘔吐咳嗽氣息急躁等。

㈡**五臟之病相**：從心生患，多身體寒熱、口燥等；從肺生患，多身體脹滿，四肢疼痛，煩悶鼻塞等；從肝生患者，多是愁悶憂煩不樂，心中悲思瞋恚，頭痛、眼痛、疼闇，面無光澤，手足無汗等；從脾生患者，身體粗澀，癢悶疼痛，飲食失味；從腎生患，有時咽喉噎塞，腹脹身滿，身體無力等。五臟生患，其相衆多，此處所列只是一些參考而已，應於醫生檢驗為準。

㈢五根之病相：身患則身體病痛，關節疼疼脹癢等；舌患：飲食失味，舌間患瘡等；鼻患：鼻寒流涕等；耳患：耳滿疼聾，或有時嘈嘈然作聲；眼患：眼懸流淚，瞖闇疼痛。

行者修禪，如有諸疾患產生，應當自知起因，求醫診治，此處略說諸病緣起，作爲行者參考，當以醫生爲準，莫自妄斷。

明諸病因緣有：1.四大不順故病。2.飲食不節故病。3.坐禪不調故病。4.業障生起故病。

1.四大不順故病：如外傷寒熱風，行役無時，工作過勞，引起四大增損，是爲四大不順故病。

2.飲食不節故病：禪者飲食不飢不飽，但以療飢病而已。有些人多食貪味，結果食而不消，或吃不恰當、不新鮮的食物，結果身體不適。有些人則偏食，造成營養失調，這些都是致病的原因。

現代人營養大多十分充足，所以宜加節制，不宜偏食。有些瑜伽行者多強調斷食對身體的效應，偶而斷食，如一個月一天斷食，筆者是贊同的，但若迷信斷食，造成身心無力，卻沒有辦法進入高級的禪定。而斷食有斷食次第需要注意，否則容易傷害腸胃身體。禪定的進步還是需要強健的體魄，身體衰弱而能入禪定的機會太少了。

關於禪定與飲食的關係，也極為重要，需要另外專論。

3. 坐禪不調故病：在坐禪當中，由於身、息、心三者的不調而致病，是為坐禪不調故病，分別述之如下：

(1)身：行者於坐中姿勢不正，或倚壁靠背，當風而坐都容易致病。有時身著濕衣、或在坐時汗流浹背而致風寒，或坐時驟然暴起，非時而坐等都屬於這個範圍。另外，身體氣息不暢，卻未能適當活動，造成氣血乾枯，也是身體不適之症。

(2)息：行人坐禪時，呼吸不順，過慢或過速，皆會造成調息失所，長久下來容易致病。所以行者坐禪莫強制控制呼吸，呼吸的不自然，將造成身體的障礙。

(3)心：行人修禪動機不正，坐中也容易出問題。坐中生起希望、恐懼等種種障礙之心，而不知止息對治，亦容易使身體發病。

4.業障致病：業障病是佛教常說的，因爲佛教認爲有三世因果，所以過去業障因緣成熟會引起疾病。業病的種類繁多，有全爲先世之業，有些乃是今世的行爲不佳，而致先心業現起；更有因爲今世修持，而導致先世重業以較輕微的方式現起。

禪病之治療

知道各種疾病的起因，如果就醫診治再加上自己的努力治病，當能快速康復。以下舉出幾種治療的方法。

㈠**止法**：所謂以止法治病，爲心止一處，以此靜定之力，使諸病得癒。

⑴繫心於臍：繫心在臍中，如豆般大小，安定靜坐。如有諸般外緣紛起：如針刺、痳癢或冷熱等起，一心精進，安住於彼。

⑵繫心丹田：丹田是氣海，是生命能量的來源，若止心丹田，且氣

息調和，身體強健，故能癒疾。如果氣疾胸悶，心熱疼痛，水火不調，皆可止於丹田；但女子生理構造不同，應該避免。

(3)繫心足底湧泉：心止於足，諸病能治。因爲一般人平日心多緣上。坐中若心緣下，能使上下調和，水火相濟，四大安住於本位，五臟得其順適，所以是最好的治病方法。

(4)繫心病處：隨諸病生處，諦心止住。心如王，病如諸賊，心安住其上，不動不搖，諸賊則散壞。

(二)以氣治病：有六種氣能治病：(1)吹；(2)呼；(3)嘻；(4)呵；(5)噓；(6)嘔。這六種氣皆在於吐納氣於唇口之間，轉動牙齒與舌，慢慢運心依其音聲，以想念作氣吐出。寒時治病應用吹法，像平日吹火一般；熱時治病，適用呼法；身體關節疼痛，或受風病，用嘻去之；若氣悶煩脹，濁氣上湧，用呵以下氣；用噓以去痰、消滿；若身體疼累，則嘔以補勞。

(三)以息治病：呼吸出入無聲無滯，若有若無，叫做息。有十二息，能對治百病：(1)上息；(2)下息；(3)滿息；(4)焦息；(5)增長息；(6)滅壞息；⑺暖息；⑻冷息；⑼衝息；⑽持息；⑾和息；⑿補息。以上諸息，皆以心中作想而運作：

⑴上息治身體沈重的地病。⑵下息治身體虛懸的風病。⑶滿息治身體枯瘠之丙。⑷燋息治身體脹滿之病。⑸增長息治身體滅損耗弱，能增長身體四大。修習仙、道者所服之氣，只應服此增長之氣，以得長生。⑹滅壞息能散除身體所產生增長的諸般贅物。⑺暖息治冷。⑻冷息治熱。⑼衝息治癥結腫毒或身體壅結不通。⑽持息能治顫動及揮動不安。⑾和息能治四大不和，融通四大。⑿補息能補虛乏，增補四大。

善用此十二息想，可以治諸病，但要細知諸病而用息，用之失所，會更生衆患，當依師而學，切勿謬用。

㈣**以觀想治病**：前述十二息中，是以息中兼帶用想，現在守以觀想治病。如《阿含經》教人觀想煖酥在頂上，滴滴注入腦中，灌注五臟，流潤偏身，可治人之勞損。但觀想法衆多，行人不善知病因兼不得觀想眞意，不只治病不癒，恐更增諸患，當依師求之。

㈤以觀心治病：不帶假想，直觀於心，內外推尋，覓心了不可得，所謂「過去心不可得，現在心不可得，未來心不可得」，心不可得本自不生。諸病從何而起？一切皆空，受病者誰？如此直觀法性，諸病自癒。

㈥以持咒、念佛及懺悔治病：業障等病，必須就醫求治，並助以懺悔、修福。若外來干擾致病，則以持咒、念佛及觀想對治。若能直探心源，知諸法相本自不生，是最上治病妙法。

修禪之人致病之際，當以良醫爲濟，兼須善解內心治病之法。內心治病，方法衆多，不可具述，上善當尋其師，以資學習。

七、覺知魔事

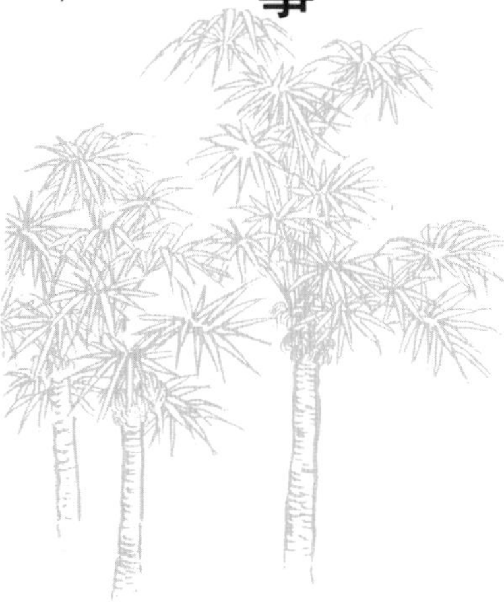

魔爲障礙之義，能奪行人功德之財，障智慧性命。所謂魔事，乃佛以功德智慧，度脫衆生，而魔卻破衆生之善根，令流轉生死。如果安心修道，則道高而魔亦盛，所以修行愈高，愈需覺知魔事。

但是，如果能達到平觀邪正，泯然一味，知法界一相，佛界如、魔界如，平等一相，不以魔爲對，亦不以佛爲欣悅，安住實際。則魔無由干擾，非僅如此，煩惱若起，則光明愈顯，魔來甚善，增益功德。

魔有四種：㈠煩惱魔，㈡五陰魔，㈢死魔，㈣天子魔。

㈠煩惱魔：即是三毒及諸結使等，能破壞修道之事。

㈡**五陰魔**：為五陰、十二入、十八界，一切物質與精神世界，能夠繫縛眾生，蓋覆行者的清淨善根、功德智慧，使之不得生長。三界之中如果行者不能通達緣起，了解諸法空相，而執著者，皆名為魔。如能不受、不著，直觀空性，不為覆障，才能破諸魔業。

㈢**死魔**：一切生死業報，使吾等生死，輪轉不息，皆名為魔；如果行人發心修道，而得病命終，或為他人所害，致今日廢棄修習聖道，而後世，因為因緣轉異，忘失本心，皆為魔事。如果行人在修道時，害怕身死，便執著愛其身體，而不修道，亦為死魔所攝。

㈣**天子魔**：天子魔即為波旬，是欲界他化自在天之天子魔，怕行人出離開他的境界，所以當行人修持至一定程度，將脫離欲界時，會令諸鬼神眷屬，對他作種種惱壞，破壞行人的善根。

諸魔現象極多，若能不見不聞安住空，即無所著。魔多顯現三種相，以破壞行人：一、作違情之事，即作可怖畏的五塵現象。二、作順情之事，即作可愛的現象，令人心著。三、作非違非順之事，即作一般平凡的現象，使行人動亂。

魔又名「華箭」，亦名「五箭」，能射吾等眼、耳、鼻、舌、身等五根，而共壞意根。五根對五塵生五識，一根中有三種境，而惱行人者共有十五種境。舉例言之，眼根對色應中有三種境：一、色塵中作違情之事，如入虎狼、獅子、惡鬼等種種可畏的形象，讓行者恐怖。二、色塵中作順情之事，或作父母兄弟，諸佛菩薩的形象，或端正的男女可愛之境，令人心生執著。三、色塵中作非違非順之事，但作平常的形色，不令人生愛也不令人生怖，但是卻能動亂行人之心，令失禪定。其餘諸根諸塵的相對，亦可如是分別。

破魔之法，常用三事：

一、了知所有見聞覺知，一切皆空。本自不生，不受不著，亦不憂悲苦惱，亦不分別，魔即自謝不現。

二、反觀能見聞覺知的心，不見其生處，如何惱亂？如此觀時，不受不著亦不分別，魔便自謝。

三、若作以上二觀，魔不自去，當單提正念。勿生恐懼，不著身心驅命，正心不動，知魔界如即佛界如，若知魔、佛皆入實際，即無怖畏。所以說：爲聲聞人說有調魔；爲大乘者，不說調魔。於魔界無所捨，於佛界無所取，則佛法現前，魔自退散、即不見去來，亦無憂喜，豈有爲魔所惱之理？是爲除魔最上心法。

去魔之法甚多，以上所言是爲根本原理，其餘可尋師多學。行者善識諸魔，以方便除之，初心學者當依止親近良師學習，能脫此境。

註釋

❶《大正藏》，冊四八，頁三九九，No.二〇一五。
❷同上，冊四六，頁五〇八，No.一九一六。
❸同上，冊二五，頁一八五，No.一五〇九。
❹同上。
❺同上。
❻同上。

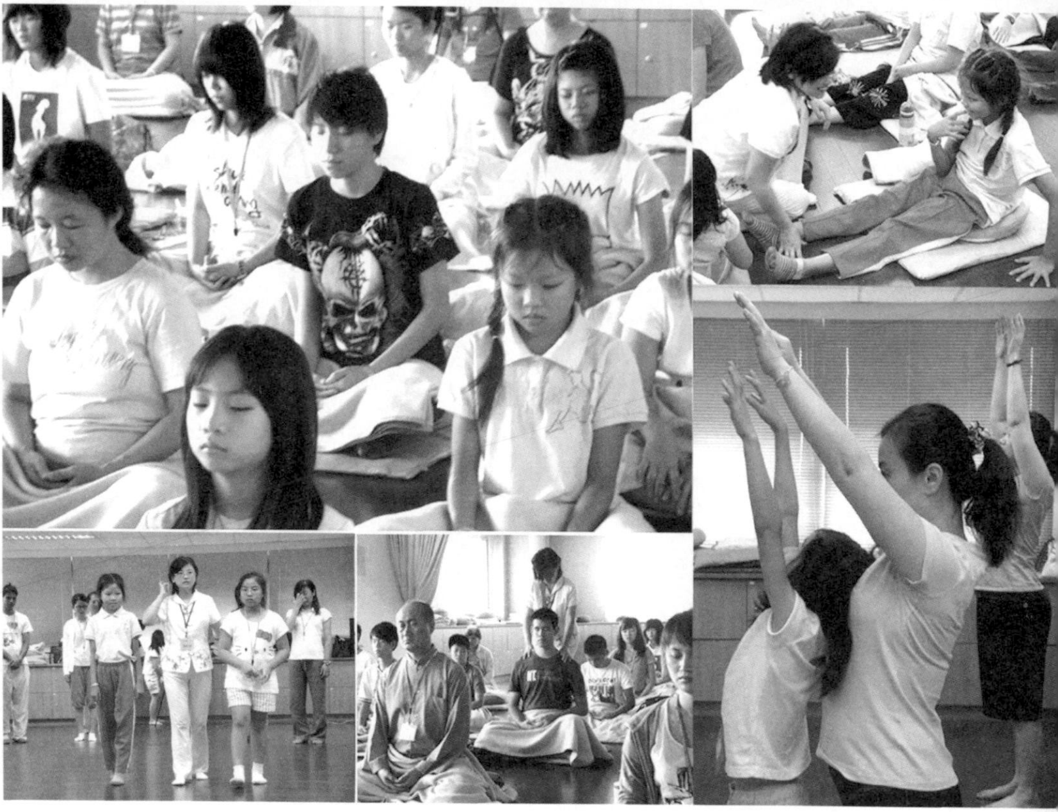

禪生活 1

《坐禪的原理與方法—坐禪之道》

作　　者　洪啟嵩
封面設計　張士勇工作室
出　　版　全佛文化事業有限公司
永久信箱：台北郵政26-341號信箱
訂購專線：(02)2913-2199
傳真專線：(02)2913-3693
匯款帳號：3199717004240 合作金庫銀行大坪林分行
戶　　名：全佛文化事業有限公司
E-mail:buddhall@ms7.hinet.net
http://www.buddhall.com
門　　市　新北市新店區民權路95號4樓之1（江陵金融大樓）
門市專線：(02)2219-8189
行銷代理　紅螞蟻圖書有限公司
台北市內湖區舊宗路二段121巷19號（紅螞蟻資訊大樓）
電話：(02)2795-3656　傳真：(02)2795-4100

初　　版　二〇〇四年六月
初版四刷　二〇一六年七月
定　　價　新台幣二八〇元
I S B N　978-957-2031-51-3（平裝）

國家圖書館出版品預行編目資料

坐禪的原理與方法 / 洪啟嵩著. -- 初版.
-- 臺北市：全佛文化, 2004 [民93]
面；　公分. -- (禪生活；1)

ISBN 978-957-2031-51-3(平裝)

1.靜坐
411.15　　　93009889

Buddhall

Published by BuddhAll Cultural Enterprise Co.,Ltd.